発症メカニズムから考える消化器診療

あるある症状にキレキレの対応をしよう！

著　横江正道

名古屋第二赤十字病院第二総合内科部長

謹 告

本書に記載されている事項に関しては，発行時点における最新の情報に基づき，正確を期するよう，著者・出版社は最善の努力を払っております。しかし，医学・医療は日進月歩であり，記載された内容が正確かつ完全であると保証するものではありません。したがって，実際，診断・治療等を行うにあたっては，読者ご自身で細心の注意を払われるようお願いいたします。

本書に記載されている事項が，その後の医学・医療の進歩により本書発行後に変更された場合，その診断法・治療法・医薬品・検査法・疾患への適応等による不測の事故に対して，著者ならびに出版社は，その責を負いかねますのでご了承下さい。

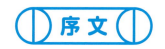

序文

　私が岐阜大学医学部3年生のとき，クラブ活動中に先輩方が話していたことを今でもよく覚えています。先輩たちは，その話の中で口をそろえて「医学部が理系なのは，単に病気の名前や症状を覚えるだけでなく，『どこに異常が起こるとこんなことが起きる』ということが考えられて，そしてその結果，異常の出方や臓器によって症状が変わってくるからである」と言っていました。当時，ちょうど基礎医学の解剖学や生理学を学び始めた自分にとって，基礎医学の重要性を実感するとともに，病態生理の重要性を教わった瞬間でもあります。

　国家試験を終えて研修医から上級医になり，専門医の資格を取るようなプロセスを日本の医師はたどるわけではありますが，診断が違っていれば病気を治すことはできず，そもそも診断に至らないケースもあります。患者さんを幸せにするうえでの診断学はとてつもなく大切なことです。ともすると，「CTが読める，MRIが読める」ということが診断学と考えがちではありますが，映っていなければ診断には至りません。しかし，「こういう病気のこういう症状はこういうメカニズムで起こる」と医師が理解していれば，検査値が典型的な結果にならずとも，画像診断が典型像を示していなくても，診断に近づくことはできます。所見がないと病気がないと考えてしまうことはありがちですが，所見がなくても症状があれば，患者さんのためを思うのが医師としてすべきことのように思います。だから「検査値がそろわなくても，患者さんが入院して経過観察すべきときに患者さんを帰してはいけない」と多くの道の多くの先輩方が，多くの書籍で語っているのでしょう。

　本書は，そんな気持ちを背景に，よくあることを「あるある」，まれだけど見逃したくない，忘れてはいけないことを「やばやば」，医師として切れ味のある診療を「キレキレ」と考えて，研修医の初学者などにも役立つよう平易なことばで作成させて頂きました。経験談も交えており，決してプロフェッショナルなできあがりではないかもしれませんが，読んで頂いた皆さんの日常診療のヒントになれば幸いです。執筆の機会を頂いたことに感謝しております。

令和元年

名古屋第二赤十字病院　第二総合内科部長
横江正道

目 次

1 腹痛 (1)心窩部痛 1

(2)右上腹部痛 14

(3)右下腹部痛 28

(4)左上腹部痛 41

(5)左下腹部痛 54

2 悪心・嘔吐 66

3 胸やけ・胸部不快感 79

4 下痢 90

5 便秘 104

6 食欲不振 116

7 吐下血・黒色便 131

8 腹部膨満 145

9 黄疸 160

10 体重減少 175

索 引 192

1 腹痛 (1) 心窩部痛

1 心窩部痛の患者が来院したら

　心窩部痛は，一般外来でも救急外来でもきわめて"あるある"の症状ですね(図1)。本書は消化器診療の本ではあるのですが，心窩部痛だけは，心臓や肺の病気もカバーしておかないと読者の皆さんに怒られてしまいます。こういうことを知っているかどうかが，やはりキレキレの対応ができるかどうかの分かれ道です。

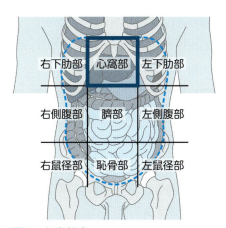

図1　心窩部痛

2 敵を知る　鑑別疾患のリストアップ

　まずは，鑑別疾患を考えます(表1)。

表1　心窩部痛の鑑別疾患

・消化性潰瘍(胃潰瘍，十二指腸潰瘍，そして穿孔) ・NSAIDs潰瘍 ・アニサキス症 ・急性胃粘膜病変(AGML) ・急性膵炎 ・急性胆嚢炎 ・急性胆管炎	・急性冠症候群(急性心筋梗塞・狭心症など) ・腹部大動脈瘤 ・肺塞栓 ・逆流性食道炎 ・特発性食道穿孔(Boerhaave症候群) ・急性虫垂炎(初期) ・急性腸炎 ・腸閉塞　など

3 鑑別診断を進める病歴聴取 ぼーっと聞いてちゃだめよ！

疾患のキーワードを意識して，攻める問診をしていきましょう！

どんな腹痛にも聞かなくちゃいけない病歴

- いつから痛くなりましたか？
- 突然，その痛みは始まりましたか？
- 徐々に痛くなってきたような感じでしょうか？
- ずっと同じような痛みが続きますか？
- もしくは，痛みには波がありますか？（痛みに強弱がありますか？）
- 何をしているときに痛みが起こりましたか？（運動中，労作時，仕事中，睡眠中）
- 最近，強いストレスを感じるようなことはありましたか？
- 暴飲暴食などはありませんでしたか？
- アルコールをたくさん飲んだ覚えはありますか？
- 最近，食後などに嘔吐を何度も繰り返したことはありませんか？
- お寿司やお刺身を食べませんでしたか？（特に，イカ，サバ，イワシ，ホタルイカなど）
- 釣りに出かけて，船上でさばいて食べたりしませんでしたか？
- 生卵を食べる，鶏肉をお刺身で食べるといったことはありませんでしたか？

心窩部痛で鑑別診断を進めるために聞かなきゃいけない病歴

- 最近，海外旅行に行きましたか？ どちらに行きましたか？ 都市部でしたか？ 奥地に入りましたか？
- 過去に検診などで胆石や総胆管結石があると言われたことはありませんか？
- 過去に虫垂炎と診断されたことはありますか？
- 過去に手術歴はありますか？
- タバコは吸いますか？（1日何本，喫煙年数）
- 現在，何かの病気がありますか？（糖尿病，高血圧，脂質異常症，がんなど）
- 現在，何か普段から飲まれているお薬はありますか？（抗凝固薬も確認）
- 痛み止めの内服薬や，湿布薬をたくさん使っていませんか？
- 楽になる姿勢などはありますか？
- 黒色便は出たりしていませんか？ など

病歴聴取の裏側 ➡ 発症メカニズムを意識する！

- **突然発症の腹痛** ▶ 「詰まる，破れる，ねじれる」を表していることが多く，ここで挙げた鑑別診断の選別にも重要です。
- **持続痛と間欠痛** ▶ 絶対的な指標ではないにせよ，間欠痛だと消化管の蠕動運動に

よって痛みの強弱が起こるのかな？　と推論できます。穿孔してしまうと，腹膜炎などをきたすことから，持続痛になると考えられます。

- **ストレス ▶** 多くの疾患に関与しますが，ストレス潰瘍や，結果的にタバコや酒が増えての急性膵炎や急性冠症候群などにつながる場合もあります。
- **食べ物 ▶** 大事ですが，正確な知識が大切です。アニサキスは冷凍されたり，虫体が切られたりすれば死んでしまうので，口にしてもアニサキス症にはなりません。よって，イカそうめんを食べてアニサキス症になる確率は低く，流通段階で冷凍された場合もほぼ問題なしです。いかに新鮮なイカやサバ，ホタルイカを食べたかが問題です。
- **胆石や総胆管結石 ▶** すでに指摘されているのであれば，急性胆嚢炎，急性胆管炎，胆石性急性膵炎を考えることにつながります。
- **虫垂炎 ▶** 基本中の基本。でも，近年は虫垂切除をしないケースも多くなっているので，再発性の虫垂炎は考慮しなくてはいけない。なんといっても虫垂炎の初期は心窩部痛ですから，右下腹部に移動することも含め，フォローアップが大事ですよね。
- **手術歴 ▶** 癒着性腸閉塞を考えるきっかけになるでしょう。*
- **内服薬 ▶** NSAIDs 潰瘍などを意識し，過量使用になっていないかを考える必要があります。内服の有無を聞くのみならず，1 日に 2〜3 錠も内服している，シップも何枚も貼っているなどを聞き出しましょう。
- **黒色便 ▶** ピンとこない患者さんはたくさんいます。ブラックコーヒーの色や，身近にある黒いものを使って「こんな色の便が出ていませんでしたか？」と聞いてみるのもアリだと思います。
- **何度も嘔吐したあとの吐血 ▶** Mallory-Weiss 症候群を考えます。
- **食道破裂 ▶** Boerhaave 症候群を考えます。

ただし，冷や汗たらたらの人にゆっくり病歴聴取するのはヤバヤバですので，バイタルチェックして，必要ならば，ルート確保，モニター装着，酸素投与を行いましょう。

*注：イレウスと腸閉塞の違い→「急性腹症診療ガイドライン 2015」に準じます。

4 鑑別診断を進める身体所見（表2）

心窩部痛ですから，まずは心窩部を触るのが基本ですが（図2），実は，触った時の痛みや感触で，格段に鑑別診断が進むことはそれほどありません。この程度だと○○で，こんな具合では△△だとばっちり言えることはなかなかないです。再現性も含めて，一般化することは簡単ではありません。

ただし，おなかが軟らかいのか，筋性防御になっているのか，板状硬なのか，膨

表2　疾患特異的な身体所見

- Murphy 徴候→急性胆嚢炎 **感度65％，特異度87％**
- McBurney 点での圧痛→急性虫垂炎（ただし，心窩部痛のときはほぼ陰性）
- Grey Turner sign, Cullen sign→急性膵炎（重症膵炎で腹腔内出血の証）

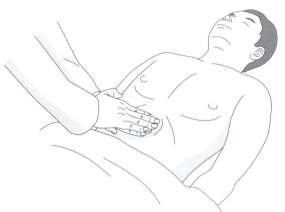

図2　心窩部の触診

満しているのか，圧痛で飛び上がるのか，水が溜まっていそうなのかはきわめて大切な局所所見ですので，きちんと触った上でカルテに記載しましょう。

また，診察時の患者さんの姿勢をよく見ることも大切です。ベッド上で七転八倒しているのか，うずくまってじっと痛みに耐えているのかも観察ポイントです。急性膵炎は前屈みになるか，ベッドで丸くなっているほうが患者は楽だと言います。

もちろんバイタルサインは重要です！　冷や汗かいていたら，少しでも急ぎましょう！

ショックになっているなら，スピード感をもって対応しましょう！

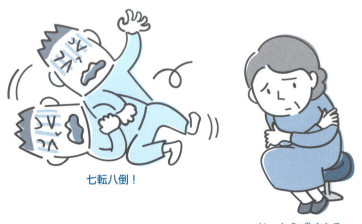

七転八倒！

じっとうずくまる

5 確定診断に向けたキレキレ検査の組み立て

無駄な検査は，今の医療財政の中できわめて深刻な課題です。しかし，怖い病気を除外することは大きな命題のひとつでもあり，患者の生命を守る点でも避けては通れない課題です。それでも，絨毯爆撃的な検査をすることは，あまり褒められたものではありません。

大切なのは，検査前確率がどれくらいあるのか？　どれくらい見積もっているのか？

そして，それらの検査の持つ疾患に対する感度・特異度をうまく組み込んだ検査計画こそが，キレキレ対応につながっていくと思います。

さて，心窩部痛で上記の鑑別を考えたなら，①採血，②採尿，③心電図，④胸部単純X線撮影は，ほぼルーチンワークになります。ただし，ルーチンワークだからこそ，こだわりを持ってほしいのです。多くの医療施設ではセット採血なるものが行われるでしょうが……セットだけで終わらせてちゃ，いつまでもキレキレにはなれません。

いま，急性膵炎を考えているなら，アミラーゼのみならず，確実にリパーゼを追加しましょう。リパーゼの急性膵炎に対する感度：86.5〜100%，特異度：84.7〜99.0%です。

忘れがちなのが尿検査ですが，血尿・ビリルビン尿のチェックは消化器診療では重要です。

心電図は言わずと知れた急性冠症候群（acute coronary syndrome：ACS）の鑑別ですね。特に心窩部痛での心筋梗塞，狭心症の評価は生死を分ける重要なポイントです。どの科の医師でもST change や negative T などの評価を積極的に行いましょう。

胸部単純X線写真も，ただオーダーするのではなく，free air を見つけたいのであれば，ちゃんと立位での撮影を意図的に明確にオーダーすることが求められます。自分がその検査から何を鑑別したいのかを考えて検査をオーダーし，出てきた結果は自分なりに必ず解釈しましょう。

もちろん，画像診断は大きな役割を果たします。最も簡便にできるのが腹部エコーですね。さしあたり，FAST（Focused assessment with sonography for trauma，図3）は外傷診療で行うと習っているでしょうが，応用して，肝胆膵＋大血管をさらっと，まずはチェックしてみましょう。

その習慣はきっと，外傷の現場のみならず様々な臨床で役に立つと思います。

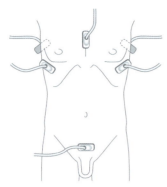

- 素早く，何度も
- **1**回**1**分以内で
- 感度：73〜88％
- 特異度：98〜100％
- 正診率：96〜98％

図3　FAST

　最近は，pocusなどで肺もエコーで見るようになり，気胸などの診断も可能ですね。初期診断がエコーの段階である程度つくと，素早い対応ができると思います。もちろん多くの場合，USの次にはCTを撮影しますね（妊娠の有無のチェック，造影するなら腎機能のチェックなどが追加で必要です）。

6 心窩部痛よくあるある症例

　心窩部痛のcommonな疾患です。

症例　37歳，男性

主訴	心窩部痛
現病歴	夕食後から心窩部痛あり，徐々に右下腹部痛になったが，左にも広がり一度，痛みのために嘔吐。痛みに耐えられなくなり午前1時に救急要請。間欠的な痛みというよりは，持続的な痛みがあり，どんどん強くなってきたような印象がある。海外旅行や温泉旅行には行っていない。生卵は食べていない。周囲に同じ症状の人はいない。 昨日，サバ寿司を食べた。 ROS（＋）：嘔気，排便，放屁 ROS（−）：嘔吐，血尿，血便，黒色便
既往歴	高血圧・糖尿病・脂質異常症なし 以前に尿路結石の疑いを指摘されたことあり
内服薬	なし

アレルギー	なし
職業・社会歴	会社員
嗜好歴	タバコ：なし，アルコール：缶ビール 350 mL 1 本/日
身体所見	BP：121/72 mmHg，HR：80/min，整，BT：36.4℃ 呼吸回数：24 回/分，SpO$_2$：96%（room air） 貧血：なし，黄疸：なし，頸部 LN：なし，咽頭発赤：なし， 心音：雑音なし・整，呼吸音：wheeze・crackle なし 腹部：平坦だが，心窩部に強い自発痛と圧痛あり，筋性防御なし， 反跳痛なし，右側腹部に圧痛なし，CVA：＋/－ Murphy 徴候（－），McBurney 圧痛点（－），Lanz 圧痛点（－）
血液検査・血算	WBC：10,000/μL，Lymph：7.4%，Mono：3.6%，Neut：87.6%，Eosino：1.2%，Baso：0.2%，RBC：474×10^4/mm^3，Hb：14.6 g/dL，Hct：42.1%，MCV：88.8 fl，MCH：30.8 Pg，MCHC：34.7 g/dL，Plt：21.5×10^4/μL
血液検査・生化学	TP：6.86 g/dL，CK：149 U/L，AST：14 U/L，ALT：12 U/L，LDH：188 U/L，ALP：139 U/L，γGTP：21 U/L，Amy：84 U/L，Cr：0.7 mg/dL，UA：5.12 mg/dL，BUN：12.9 mg/dL，BG：127 mg/dL，Na：139 mmol/L，K：4.1 mmol/L，Cl：101 mmol/L，T-Bil：0.82 mg/dL，CRP：0.39 mg/dL
尿検査	潜血（－）蛋白（－）糖（－）ケトン体（－）
便検査	施行できず
アセスメント	過去に手術歴のある方の，腹痛・嘔気・嘔吐・便通障害ですね。

■：異常高値，■：異常低値

この症例を見て……

 あるあると思いきやあれあれ？　検査結果の第一印象

白血球のみの上昇で，急性炎症の可能性しかわかりませんね。

キレキレ結果解釈

若い人が急に耐えられなくなるような痛みで，かつサバ寿司ですね。

キレキレプラン

胸部単純X線撮影(図4)，心電図(図5)で異常がなければ上部消化管内視鏡検査(図6)に行きたいですね。

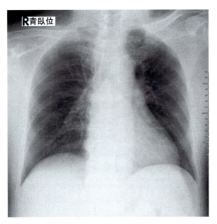

図4 胸部単純X線撮影：異常なし

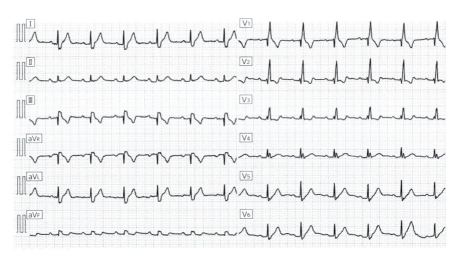

図5 心電図

明らかなACSではないようです。

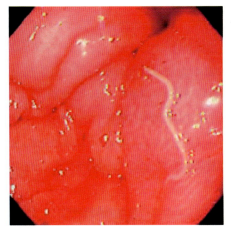

図6 上部消化管内視鏡

いましたね！ では鉗子を使って虫体を除去しましょう。

— あるある診断

診断は胃アニサキス症でした。まあ，これは消化器的には心窩部痛あるあるですね。

コラム あるある！臨床現場

アニサキスは近年，よく知られた病気になっています。近年，その報告数が増加しており，なんだかアニサキス大ブレークなのか？ とも思われるほどの報告数です（図7）。

	1月	2月	3月	4月	5月	6月	7月	8月	9月	10月	11月	12月	総計
2018年	15	28	33	75	76	46	34	45	38	44	24	20	478
2017年	7	13	19	13	18	21	18	19	28	32	27	27	242
2016年	2	9	14	6	11	17	15	6	10	12	12	12	126

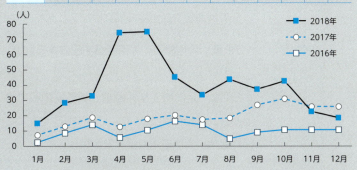

図7 2016〜2018年の3年間におけるアニサキスによる食中毒の発生状況
(https://www.mhlw.go.jp/stf/seisakunitsuite/bunya/0000042953.html より引用)

しかし，なんで，また増えてきたのでしょうか？　アニサキスは−20℃で24時間，冷凍すれば死ぬ，また，虫体が切れれば死ぬので，冷凍されたものは安心で，かつ，イカソーメンにしてしまえば，まずは大丈夫だと思われます。ところが，近年の低温流通システムの整備が，アニサキスを生き延びさせているようなんです。つまり，冷凍よりも冷蔵を好む世の中になり，冷凍しなくても新鮮な魚が運ばれるようになったことが，アニサキス症を増やしている一因のようです。新鮮なイカやサバは美味しいけど，私は最終防衛ラインとして，虫体を切ることを意識しながらよく噛んで食べています。

患者さんには，なまもの食べましたか？　程度の病歴聴取にとどまらず，サバ・イカ・カツオ・タラ・イワシなどを生で食べたか確認しましょう！

7 想定範囲を超えたヤバヤバ症例

心窩部痛でご紹介をいただいた患者さんですが，予想を超える結末を迎え，かなりあせった症例を提示します。

症例　62歳，男性

主　訴	心窩部痛，貧血
現病歴	近医からのご紹介。1週間前くらいから，労作時の息切れを自覚した。特に階段昇降時に息切れがする。実は，2週間前くらいから心窩部痛があり，最近はいままでに感じたことがないような痛みになっている。痛みは一時期よりも改善しているが，まだ，すこし感じる。食事は食べられるものの，以前ほど食べられず，1回にたくさん食べられないため，何回かにわけて食べている。自分では血便や黒色便の自覚はない。発熱はなく，36℃台である
既往歴	21歳：慢性腎炎。生活習慣を改善するなどして透析にはなっていない 53歳：発作性上室性頻拍。循環器内科でカテーテルアブレーションを施行 糖尿病・高血圧・脂質異常症なし
内服薬	なし

アレルギー	なし
職業	警備員（最近，夜勤の仕事が多くて，ストレスを感じていた）
身体所見	BP：120/71 mmHg，HR：113/min，SpO$_2$：92%（room air），BT：37.0℃ 貧血：＋/＋，黄疸：－/－，頸部LN：－/－，咽頭発赤：なし 心音：雑音なし・整，呼吸音：喘鳴・ラ音なし 腹部：平坦かつ軟，圧痛心窩部に軽度あり，筋性防御なし，反跳痛なし CVA：－/－ 直腸診：便塊を触れる。やや黒色様の便が付着，圧痛なし
血液検査・血算	WBC：17,100/μL，Lymph：5%，Mono：3%，Neut：92%，Eosino：0%，Baso：0%，RBC：214×10^4/mm^3，Hb：6.0 g/dL，Hct：19.5%，MCV：91.1 fl，MCH：28.0 pg，MCHC：30.8 g/dL，Plt：21.2×10^4/μL，Reti：76‰
血液検査・生化学	TP：6.38 g/dL，Alb：3.07 g/dL，CK：72 U/L，AST：38 U/L，ALT：40 U/L，LDH：311 U/L，ALP：829 U/L，γGTP：220 U/L，Amy：50 U/L，Cr：1.15 mg/dL，UA：5.59 mg/dL，BUN：22.7 mg/dL，BG：145 mg/dL，Na：137 mmol/L，K：4.6 mmol/L，Cl：103 mmol/L，T-Bil：0.37 mg/dL，CRP：7.67 mg/dL，フェリチン：182 ng/mL，ヒトヘモグロビン：9 ng/mL
アセスメント	上部消化管出血の疑い

■：異常高値，■：異常低値

この症例を見て……

 あるあると思いきやあれあれ？　検査結果の第一印象

貧血はHb 6.0 g/dLでかなりひどめ。フェリチンは182 ng/mL。ALP，γGTPが高い。CRPが高い（熱はそんなにないのに）。あれ？　ヒトヘモは9なの？

キレキレ結果解釈

消化管出血かと考えたけど小球性ではなくて，正球性貧血なのか!?　ALP，γGTP が高いのはなんか変だな……？　CRP は感染症での上昇ではなさそう。ということは……。肝胆膵系のがん？

 キレキレプラン

CT 撮影（図 8）して確認後，入院へ

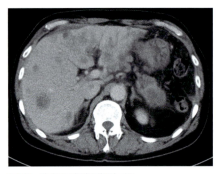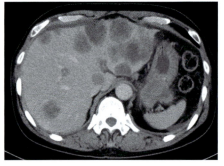

図 8　腹部骨盤部造影 CT
膵尾部がんの多発肝転移，リンパ節転移，腹膜播種。膵尾部腫瘍は胃体部へ直接浸潤が疑われる

── 診察開始時の自分の見立てを超えた激ヤバ診断

　診察開始時には，普通に胃潰瘍・十二指腸潰瘍からの出血だと思い，上部消化管内視鏡検査で診断しようと思っていた矢先，CT で膵がんの診断。しかも胃に直接浸潤……。患者さんは貧血が主訴で，さほど強い心窩部痛を訴えていなかったので，なんだか，典型的な胃潰瘍らしくないな～と思っていたのですが……**まさかの膵がん**。だが黒色便は少なかったのだろうか？　その後，上部消化管内視鏡検査にて生検が行われ，組織は Adenocarcinoma でした。う～ん，これはなかなかきついですね。いずれにしても，こんな心窩部痛もあるし，こんな貧血もあるのだと思い知らされました。

── 激ヤバ症例からのあるある教訓！

　簡単な症例ばかりを見ることは楽なので，ついつい面倒な症例を敬遠する先生が

いますが，こうした非典型例をたくさん経験することが自分の考える範囲を広め，自分の成長につながります。膵がんはよく背部痛を起こすと言われていますが，このように進展すると心窩部痛になることを知っておくのもよいかと思います。

8 まとめ

心窩部痛は腹痛の中でも一番，多くのことを考えなくてはいけない部位です。胃・十二指腸・胆囊・膵臓はもとより，心臓，肺，大動脈なども考えなくてはいけないのがつらいところです。そこは緊張感をもってキレキレの診療をこころがけましょう。

心窩部痛は消化器診療の1丁目1番地！

初期研修でまわった，循環器内科，呼吸器内科，消化器内科の知識をフル回転させて，あり得る疾患をひたすら鑑別にあげて，合う症状・合わない症状，合う所見・合わない所見でふるいにかけて検査プランを立ててみましょう。

検査の感度・特異度をあらかじめ知っておくことも大切です。

「よくある疾患」が多いのは当然ですが，今回の症例のように，応用を利かせなくてはいけない症例もあるので，あくまで疾患や病態に謙虚な姿勢で臨んでいくことが，正確な診断への近道です。

コラム あるある！臨床現場

時折，「ある検査をしてみたら陽性になったんだけど，果たして病気があるのかないのかわかりません！」と相談されることがあります。まさに"あるある"な状況なのですが，その先生がどういう状況で，何を知りたくて，その検査をしたのかが最大の判断ポイントです。検査結果からすべてを知ろうとするには無理があります。自分で出したオーダーは最終的に自分で解釈することをふまえてオーダーすべきです。検査には偽陰性・偽陽性もあることを考えると，検査が陽性→病気あり，検査が陰性→病気なしとは言えないことを理解して対応できるとよいと思います。

1 腹痛 (2)右上腹部痛

1 右上腹部痛の患者が来院したら

右上腹部はまさに消化器あるあるの部位です（図1）。肝臓がどかんと構えて，胆嚢，胆管，そして十二指腸と痛くなる疾患がどんどん目に浮かびます。膵臓も大腸もあって，まさしく，消化器診断や消化器治療の醍醐味がいっぱいの部位です。まさに，消化器科医が最も燃える部位ではないでしょうか!?

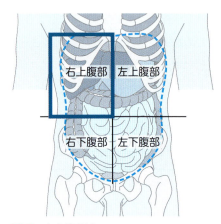

図1 右上腹部痛

2 敵を知る ＜鑑別疾患のリストアップ＞

まずは鑑別診断を考えます（表1）。

表1 右上腹部痛の鑑別診断

・胆石発作（biliary colic）	・総胆管結石
・急性胆嚢炎/胆嚢穿孔	・急性胆管炎
・胆嚢捻転症	・十二指腸潰瘍/穿孔
・胃潰瘍/穿孔	・慢性膵炎急性増悪
・急性膵炎	・急性腸炎
・腸重積（大腸がん）	・大腸憩室炎
・急性肝炎（A型，アルコール性など）	・肝膿瘍
・アメーバ肝膿瘍	・エキノコックス感染症・肝吸虫症

- 内ヘルニア
- 門脈血栓症
- 右腎梗塞
- 右腎盂腎炎
- 上腸間膜動脈血栓症
- 糖尿病性ケトアシドーシス (DKA)
- 高血糖高浸透圧症候群 (HHS)
- 肋骨骨折
- Budd-Chiari syndrome
- Fitz-Hugh-Curtis 症候群 (クラミジア)
- Pylephlebitis
- 右腎結石
- 右尿管結石
- 大動脈解離
- 急性虫垂炎
- 帯状疱疹
- 転移性骨腫瘍
- その他, 悪性腫瘍　など

3 鑑別診断を進める病歴聴取 ◁ ぼーっと聞いてちゃだめよ！

　疾患のキーワードを意識して聞くべき項目をよく考えて, 攻める問診をしていきましょう！

どんな腹痛にも聞かなくちゃいけない病歴

- いつから痛くなりましたか？

- 突然, その痛みは始まりましたか？

- 徐々に痛くなってきたような感じでしょうか？

- 痛みはずっと同じような痛みが続きますか？

- それとも, 痛みには波がありますか？ (痛みに強弱がありますか？)

- 何をしているときに痛みが起こりましたか？ (運動中, 労作時, 仕事中, 睡眠中)

- 現在, 何かの病気がありますか？ (糖尿病, 高血圧, 脂質異常症, がんなど)

- 心房細動という不整脈を指摘されたことはありませんか？

- 現在, 何か普段から飲まれているお薬はありますか？ (抗凝固薬も確認)

- 痛み止めの内服薬や, 湿布薬をたくさん使っているということはありませんか？

- 過去に手術歴はありますか？

- 何か楽になる姿勢などはありますか？

- 生卵を食べたり, 鶏肉をお刺身で食べたようなことはありませんか？

右上腹部痛で鑑別診断を進めるために聞かなきゃいけない病歴

- 過去に虫垂炎と診断されたことはありますか？

- 過去に検診などで胆石や総胆管結石があると言われたようなことはありませんか？

- 最近, 強いストレスを感じるようなことはありましたか？

- 最近, 食後などに嘔吐を何度も繰り返したことはありませんか？

- 暴飲暴食などはありませんでしたか？

- アルコールをたくさん飲んだ覚えはありますか？

- 生カキなどは食べていませんか？

- 海外旅行に最近, 行きましたか？　どちらに行きましたか？　観光ですか？　出張で

すか？（都市部でしたか？　奥地に入りましたか？）
- キタキツネと接触したことはありますか？
- 北海道のゴルフ場でバンカーショットを打ったことはないですか？
- 北海道の公園の砂場で遊んだりしたことはないですか？
- 性風俗で不特定多数の方との性交渉歴・交遊歴はありますか？
- 肛門性交やオーラルセックスはありますか？（とくにMSM：Men who have Sex with Men）
- タバコは吸われますか？（1日何本，喫煙年数）
- （糖尿病がある方）最近，血糖値が高くありませんでしたか？
- 急激に体重が減少したりしていませんか？
- 黒色便は出たりしていませんか？　など

病歴聴取の裏側 ➡ 発症メカニズムを意識する！

- **突然発症の腹痛** ▶ 「詰まる，破れる，ねじれる」を表していることが多く，ここで挙げた卵巣捻転や精巣捻転，大動脈瘤破裂などの鑑別診断に重要です。
- **ストレス** ▶ 炎症性腸疾患での悪化のリスクがあります。胃潰瘍・十二指腸潰瘍のリスクになります。
- **痛みに波があるとき** ▶ いわゆる間欠的な痛みであり，腸管由来の痛みである可能性があります。また，尿管も蠕動するので尿管結石も間欠痛になります。蠕動に伴い収縮・弛緩が起こるので，炎症部位や結石陥頓部位で痛くなります。
- **生卵，鶏の刺身など** ▶ サルモネラ，カンピロバクター感染症を考えます。
- **胆石の既往** ▶ 胆石発作や胆囊炎を想起することは容易です。しかし，胆石がなくても，無石胆囊炎もあるため要注意です。
- **暴飲暴食，アルコール多飲** ▶ 急性膵炎の発症に関与します。
- **生カキ** ▶ A型肝炎のリスクは確実に聴取しておきたいところです。
- **肛門性交やオーラルセックス（MSM含む）** ▶ アメーバの感染に糞便や肛門性交が関与します。もちろん，A型肝炎，B型肝炎やHIV，梅毒の感染にも関与していきます。
- **性風俗での交遊** ▶ 淋菌，クラミジア感染を考えます。デリケートな内容なのでTPOをわきまえた病歴聴取が望まれます。
- **北海道の砂場** ▶ エキノコックスがキタキツネに関連することは知っていても，どういうルートで人間に感染するかを考えた問診が必要です。キタキツネがどこに糞をするかの知識が必要です。発症メカニズムを考える＝感染経路を考えることでもあります。

- **糖尿病がある人での腹痛** ▶ 糖尿病性ケトアシドーシスの可能性も考えましょう。
- **心房細動** ▶ 常に梗塞などを考えます。（腎梗塞）抗凝固薬の内服も確認しましょう。
- **体重減少** ▶ 悪性腫瘍を考える上で参考になります。

ただし，冷や汗たらたらの人にゆっくり病歴聴取するのはやばいので，バイタルチェックして，必要ならば，ルート確保，モニター装着，酸素投与を検討しましょう。

4 鑑別診断を進める身体所見

　右上腹部痛は消化器科医師が最も燃える部位ですから，身体所見も熱の入れようがちがうと思います。最も有名で代表的な所見は急性胆嚢炎のMurphy徴候（図2）でしょう！

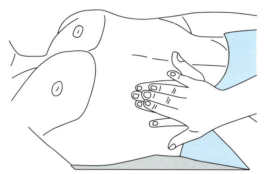

図2 Murphy徴候

　しかし，**Murphy徴候の急性胆嚢炎に関する感度は47～58％，特異度は85～99％**と感度はいまいちで，特異度が高い傾向にあります。よって，Murphy徴候があるときには，急性胆嚢炎であると考えることは可能ですが，Murphy徴候が認められないときには，急性胆嚢炎がないとは言えないことになります。

　これは胆石発作でも同じで，右上腹部の圧痛の感度は53％，特異度51％で，確定診断にも除外診断にも有用ではありません。

　腎盂腎炎のCVA叩打痛も診断の決め手だとしている先生がいますが，必ずしも診断精度は高くなく，陽性尤度比1.7，陰性尤度比0.9と芳しくありません。

　また，Fitz-Hugh-Curtis症候群や，胆嚢炎などでもCVA叩打痛を認めてしまう可能性があります。

　肋骨骨折などは肋骨をきちんと触る必要があります。肝疾患は打診・触診では評価が正直，難しいです。残念ながら，何かおかしいと感じるところまではいけますが，身体所見一発で確定診断がついてしまうことはなかなかないのではないかと思います。

5 確定診断にむけてのキレキレ検査の組み立て

　右上腹部痛を身体所見だけでばっちり診断を決めていくことができないため，検査はやはり，必要です。考えた鑑別を進めていくために検査を行い評価しますが，検査前確率の見積もりが低い疾患の検査や，侵襲度の高い検査ではよく考えてオーダしましょう。ここでも，わからないからといって，絨毯爆撃的検査は行ってはいけません。

- 血液検査（WBC, RBC, Hb, Ht, Plt）▶ 炎症所見，貧血のチェック，DIC のチェック
- 肝酵素（AST，ALT）▶ 急性肝炎，急性アルコール性肝炎だと 3 桁程度まで上昇
- 胆道系酵素（ALP，γGTP）▶ 胆管炎，総胆管結石で上昇
- 膵酵素（Amylase，Lipase）▶ 急性膵炎，慢性膵炎急性増悪で上昇。リパーゼのほうが膵に特異的
- CRP ▶ 炎症・腫瘍・骨折なんでもありなので CRP だけでの鑑別は難しい。
- 尿検査 ▶ 血尿と白血球尿を評価する。沈渣を診て尿路感染なら培養検体も提出する。
- 淋菌クラミジア拡散増幅法（PCR）▶ 淋菌感染，クラミジア感染を疑う病歴があるときに施行する。男性は尿検体，女性では腟分泌液での検査が望ましい。
- 血清アメーバ抗体 ▶ アメーバ性肝膿瘍での陽性率が高い。
- 便検査 ▶ 便潜血，便培養が基本だが，アメーバを疑うときは検鏡する。
- 胸部単純 X 線写真 ▶ 胸水貯留や free air をチェックする。とすれば立位 or 坐位で撮影する。
- 腹部 US ▶ 胆石，総胆管結石，胆管拡張像，肝膿瘍，肝嚢胞（エキノコックス），膵炎，腎結石などを評価する。
- 腹部骨盤部 CT ▶ free air，胆嚢炎，門脈ガス，肝膿瘍，肝嚢胞，膵炎，大腸憩室炎，腸重積，上腸間膜動静脈血栓症，Budd-chiari 症候群，Fitz-Hugh-Curtis 症候群などなど，1 つひとつの疾患の有無を確認するように，まさになめるように，食い入るように読影すべきである。もちろん，膿瘍や血栓は造影 CT による評価が望ましい。free air を探すためには，Window level を変えながらの読影が見落としを減らす。疑っている病気をどうすれば見逃さないようにできるかを身につけることがキレキレ Dr. への道である。

6 右上腹部痛よくあるある症例

　右上腹部痛の common な疾患です。

症例 71歳，女性

主　訴	右上腹部痛
現病歴	3日前の夕飯の直後から右季肋部〜背中にかけて痛みあり。安静時は我慢できるが，動くと増悪し，痛みで眠れなかった。2日前，かかりつけ医で鎮痛薬など(ブスコパン®，レバミピド，コレミナール®，ネキシウム®)を処方されたが，右季肋部から背部にかけての痛みは消えず。今朝は食事とれず，水分摂取はできる。発熱や頭痛も伴うようになった。右季肋部〜右背部にかけて，内臓がどーんとするような持続的な痛みがする。安静であれば自制内であるが，体動で増悪する。こういった腹痛は初めて。動くときの痛みがどんどん増強し，徐々に悪化している感じがあるため，紹介受診となった ROS(＋)：頭痛，嘔吐(1回だけ)，便秘，食欲低下 ROS(－)：悪寒戦慄，黒色便，尿量低下，肉眼的血尿
既往歴	糖尿病・高血圧・脂質異常症あり 40代：子宮筋腫→子宮全摘 65歳：右変形性膝関節症→人工関節 70歳：大腸ポリープ→ポリペクトミー(良性)
内服薬	ダオニール®，アダラート®，グラクティブ®，メトホルミン，クレストール®，サアミオン®，セロクラール®，ミカルディス®，エディロール®，セレコックス®
アレルギー	なし
職業・社会歴	主婦，特記すべきことなし
嗜好歴	タバコ：なし，アルコール：なし
身体所見	BP：108/79 mmHg，HR：101/min，SpO$_2$：96%(room air)，BT：36.7℃ 貧血：なし，黄疸：なし，頸部LN：なし，咽頭発赤なし 心音：雑音なし・整，呼吸音：wheeze・crackleなし 腹部：平坦かつ軟，右季肋部圧痛あり，筋性防御なし，反跳痛あり

	CVA：＋／－，Murphy徴候（＋），McBurney圧痛点（＋），Lanz圧痛点（＋），下腿浮腫なし
血液検査・血算	WBC：13,200/μL，Lymph：10.9%，Mono：6.1%，Neut：82.5%，Eosino：0.3%，Baso：0.2%，RBC：452×10⁴/mm³，Hb：13.1 g/dL，Hct：38.3%，MCV：84.7 fl，MCH：29 pg，MCHC：34.2 g/dL，Plt：24.1×10⁴/μL
血液検査・生化学	TP：7.67 g/dL，Alb：3.37 g/dL，CK：37 U/L，AST：16 U/L，ALT：13 U/L，LDH：169 U/L，ALP：204 U/L，γGTP：14 U/L，Amy：57 U/L，Cr：0.77 mg/dL，BUN：19.3 mg/dL，BG：189 mg/dL，Na：130 mmol/L，K：3.8 mmol/L，Cl：94 mmol/L，T-Bil：0.65 mg/dL，CRP：21.69 mg/dL
尿検査	潜血（－），蛋白（－），糖（＋），ケトン体（－），白血球定性（－），亜硝酸塩（－）
アセスメント	急性胆嚢炎？　または急性虫垂炎の初期？　胃潰瘍？

　　　　　　　　　　　　　　　　　　　　　　　　　：異常高値，　：異常低値

この症例を見て……

 検査結果あるある

貧血はあるけど，小球性ではない．炎症反応が高いけど，これだけでは鑑別は進まない．肝胆道系酵素は高くない．

 診断推論あるある

消化管出血にしては痛みがひどい．穿孔しているなら腹膜炎を考えるけど，もっと痛いか，もっと熱が出るかな!?　ALP，γGTPが高ければ胆管炎も考えるけど，高くないし，腹痛がメイン．総胆管結石が陥頓しているなら，もうちょっと黄疸があってもいいし，熱も出そう．痛みが移動してきているなら，McBurneyも陽性なので，虫垂炎かも!?　CRPが20以上だから，これがあるとかこれが違うとかは言えない．右上腹部痛とMurphy徴候陽性で素直にみれば急性胆嚢炎かな？

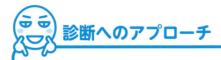

診断へのアプローチ

胸部単純X線撮影（図3），心電図（図4），US，CT撮影（図5）

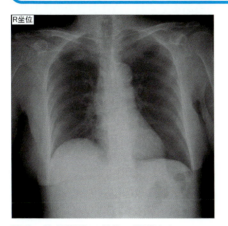

図3 胸部単純X線像：異常なし

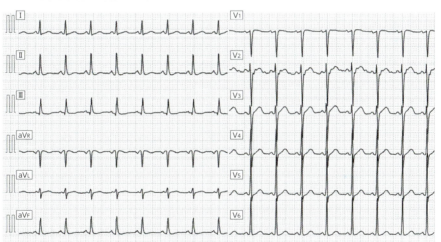

図4 心電図：異常なし

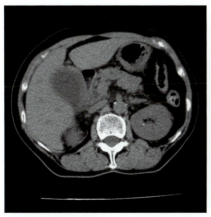

図5 腹部単純CT

図5は急性胆嚢炎の特徴的画像所見と言えます。胆嚢腫大,胆嚢壁肥厚があります。

―― あるある診断

まあ,これは急性胆嚢炎であるあるですね。急性胆嚢炎の診断基準(表2, 3)もA+B+Cですべて満たしており確診となります。このケースでは,すぐに手術は行わず,経皮経肝胆嚢ドレナージ(PTGBD)を行いました。胆汁培養からはE. coli(大腸菌)が検出されています。

表2 TG18/TG13 急性胆嚢炎診断基準

A　局所の臨床徴候 　　(1) Murphy's sign[1],(2)右上腹部の腫瘤触知・自発痛・圧痛 B　全身の炎症所見 　　(1)発熱,(2)CRP 値の上昇,(3)白血球数の上昇 C　急性胆嚢炎の特徴的画像検査所見[2]
確診:A のいずれか+B のいずれか+C のいずれかを認めるもの 疑診:A のいずれか+B のいずれかを認めるもの
注) ただし,急性肝炎や他の急性腹症,慢性胆嚢炎が除外できるものとする。
[1]Murphy's sign:炎症のある胆嚢を検者の手で触知すると,痛みを訴えて呼吸を完全に行えない状態。 [2]急性胆嚢炎の画像所見: ・超音波検査:胆嚢腫大(長軸径>8 cm,短軸径>4 cm),胆嚢壁肥厚(>4 mm),嵌頓胆嚢結石,デブリエコー,sonographic Murphy's sign(超音波プローブによる胆嚢圧迫による疼痛),胆嚢周囲浸出液貯留,胆嚢壁 sonolucent layer(hypoechoic layer),不整な多層構造を呈する低エコー帯,ドプラシグナル。 ・CT:胆嚢壁肥厚,胆嚢周囲浸出液貯留,胆嚢腫大,胆嚢周囲脂肪織内の線状高吸収域。 ・MRI:胆嚢結石,pericholecystic high signal,胆嚢腫大,胆嚢壁肥厚。

(急性胆管炎・胆嚢炎診療ガイドライン改訂出版委員会:急性胆管炎・胆嚢の診療ガイドライン2018,第3版,86,医学図書出版,2018 より引用)

表3 TG18/TG13 急性胆嚢炎重症度判定基準

重症急性胆嚢炎(GradeⅢ)
急性胆嚢炎のうち,以下のいずれかを伴う場合は「重症」である。 ・循環障害(ドーパミン≧5 μg/kg/min,もしくはノルアドレナリンの使用) ・中枢神経障害(意識障害) ・呼吸機能障害(PaO_2/FiO_2 比<300) ・腎機能障害(乏尿,もしくは Cr>2.0 mg/dL)* ・肝機能障害(PT-INR>1.5)* ・血液凝固異常(血小板<10 万/mm^3)*
中等症急性胆嚢炎(GradeⅡ)
急性胆嚢炎のうち,以下のいずれかを伴う場合は「中等症」である。 ・白血球数>18,000/mm^3 ・右季肋部の有痛性腫瘤触知 ・症状出現後 72 時間以上の症状の持続[a]

・顕著な局所炎症所見（壊疽性胆嚢炎，胆嚢周囲膿瘍，肝膿瘍，胆汁性腹膜炎，気腫性胆嚢炎などを示唆する所見）
軽症急性胆嚢炎（Grade I）
急性胆嚢炎のうち，「中等症」，「重症」の基準を満たさないものを「軽症」とする。
*肝硬変，慢性腎不全，抗凝固療法中の患者については注1参照。 急性胆嚢炎と診断後，ただちに重症度判定基準を用いて重症度判定を行う。 非手術的治療を選択した場合，重症度判定基準を用いて24時間以内に2回目の重症度を判定し，以後は適宜，判定を繰り返す。
a腹腔鏡下手術は，急性胆嚢炎の発症から96時間以内に行うべきである。 注1：血清クレアチニン（＞2.0 mg/dL），PT-INR（＞1.5），血小板数（＜10万/mm^3）などの血液・生化学検査値は，慢性腎不全，肝硬変，抗凝固療法中などの状況により，胆道感染症と無関係に異常値を示す場合がある。これまで，既往歴・併存疾患に伴う検査値異常を考慮し検討したエビデンスはなく，他のガイドラインにおける言及もない。本ガイドライン改訂出版委員会における十分な検討の結果，急性胆管炎・胆嚢炎の重症度判定基準にあたっては，疾患そのものによる異常値を，判定項目の陽性として取り扱うこととなった。ただし，慢性腎不全患者，肝硬変患者に急性胆管炎や胆嚢炎を合併した場合には，併存疾患のない場合に比べて治療に難渋するおそれがあることから，慎重な対応が望ましい。

（急性胆管炎・胆嚢炎診療ガイドライン改訂出版委員会：急性胆管炎・胆嚢炎診療ガイドライン2018，第3版，112，医学図書出版，2018より引用）

7 想定範囲を超えたヤバヤバ症例

右上腹部痛の患者さんで，予想を超える結末を迎え，かなりあせった症例を提示します。

症例　59歳，男性

主　訴	右上腹部痛
現病歴	昨夜から右季肋部に軽い腹痛あり，チクチクする感じを自覚していた。本日の昼頃に同じ部位に間欠的な痛みがあり，30分くらいで2〜3回痛くなるような感じがした。夜になって痛みが悪化し，持続的な痛みとなった。激痛になって動けなくなってきたため，救急外来を受診した ROS（－）：下痢，嘔気・嘔吐，血尿，頻尿，便秘。便とガスは出る
既往歴	高血圧・脂質異常症あり。糖尿病なし 左尿路結石あり
内服薬	なし
アレルギー	なし

職業・社会歴	会社員
嗜好歴	タバコ：なし，アルコール：なし
身体所見	BP：117/72 mmHg, HR：96/min, SpO$_2$：99%(room air), BT：37.5℃ 貧血：なし，黄疸：なし，頸部 LN：なし，咽頭発赤なし 心音：雑音なし・整，呼吸音：wheeze・crackle なし 腹部：やや緊満，右上腹部に圧痛あり，筋性防御なし，反跳痛なし，CVA：＋／－，Murphy 徴候（＋） 下肢浮腫：なし。皮疹なし
血液検査・血算	WBC：6,500/μL，Lymph：16.5%，Mono：5.4%，Neut：76.8%，Eosino：1.1%，Baso：0.2%，RBC：256×10^4/mm^3，Hb：7.2 g/dL，Hct：22.5%，MCV：87.9 fl，MCH：28.1 pg，MCHC：32.0 g/dL，Plt：38.6×10^4/μL
血液検査・生化学	TP：6.50 g/dL，Alb：3.26 g/dL，CK：185 U/L，AST：42 U/L，ALT：29 U/L，LDH：495 U/L，ALP：411 U/L，γGTP：114 U/L，Amy：95 U/L，Cr：1.13 mg/dL，BUN：16.9 mg/dL，BG：194 mg/dL，Na：139 mmol/L，K：3.8 mmol/L，Cl：103 mmol/L，T-Bil：0.32 mg/dL，CRP：1.98 mg/dL
尿検査	潜血（±），蛋白（－），糖（－），ケトン体（－），白血球定性（－），亜硝酸塩（－），尿沈渣　赤血球：1-4/1，白血球：＜1/5，扁平上皮：＜1/5
便検査	便潜血（2＋）
アセスメント	貧血が高度で胆道系酵素が高い。炎症はあるけどひどくない。

■：異常高値，■：異常低値

この症例を見て……

あるあると思いきやあれあれ？検査結果の第一印象

貧血は Hb7.2 とかなりひどめ。ALP，γGTP が高い。CRP が高い（熱はそんなにないのに）便潜血は陽性なのか!?

キレキレ結果解釈

消化管出血なのか，でも，右上腹部激痛なんだよね。黒色便なし，そこでALP, γGTPが高いのはやっぱ変だな……？ LDHも高いね。ということは，やはり……

 キレキレプラン

出血，腫瘍の評価でCTを撮影する（図6, 7）

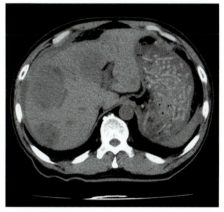

図6 腹部単純CT

単純では，あら，肝臓に何かありますね……。

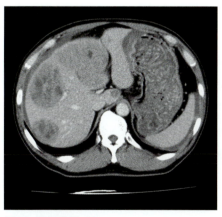

図7 腹部造影CT

あちゃーこれは肝臓の外に出てしまってますね。

—— 右上腹部痛　激ヤバ診断

　診断は**転移性肝がん破裂**でした。50代と若いし，エピソードが短いし，急性疾患かと思いきや，破裂までしてしまって，これはなかなかきつい症例です。心窩部痛でもありましたが，emergency oncology という状況は常に考えておかなくてはいけないですね。こういう右上腹部痛もあるのかと思い知らされました。ちなみにこのケースは胃カメラで胃がんが見つかっており，胃がんの肝転移でした。よって便潜血陽性も納得できます。

Data Book
破裂性転移性肝がんの原発巣で多い部位
→　肺，腎，大腸，膵，胆嚢，睾丸，悪性黒色腫，絨毛がん
（海外では胃がんの転移による破裂は少ない）

—— 激ヤバ症例からのあるある教訓！

　右上腹部痛は本当にいろいろあります。いろいろ起こります。ただでさえ，鑑別疾患が多い部位ですが，炎症・潰瘍といった急性期病態から，がんのように密かに進行してくる病気まで様々です。肝臓は本来，「沈黙の臓器」と呼ばれるように，痛みを強く感じない臓器です。しかし，ひとたび肝臓の被膜に病気が及ぶと，痛みを自覚することになります。肝臓の病気は痛くないと考えがちですが，被膜に迫る，被膜が破れるときは痛いので，これはやばいことが起こっていると考えましょう。

8 まとめ

　右上腹部痛は，たくさんの病気があるものの，それぞれの特徴が出るところでもあります。キーワードや疾患特異性を1つひとつ考えていくと鑑別が絞れていきます。もちろん，発症メカニズムを考えることが診断につながる部分でもあります。病歴聴取，身体所見から鑑別を考え，検査前確率を考えた上で，適切なモダリティでの画像診断などを通して確定診断に迫りましょう！

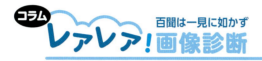

ガイドラインの診断基準や重症度判定基準は，自分の臨床診断の下支えのようなものですので，ぜひ，活用してください．ただし，診断基準もどんな場合にでも絶対に適用できるわけではなく，あくまでその疾患が疑わしい場合にのみ，適用でき，また，感度や特異度があることは覚えておきましょう．

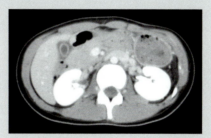

若い女性の右上腹部痛をみたら……Fitz-Hugh-Curtis症候群を思い出せ！（図8，9）

図8　腹部造影CT
肝右葉表面の液体貯留と被膜の造影効果を認めた．

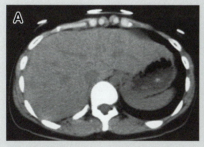
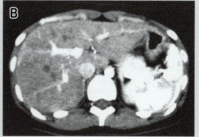

図9　腹部CT
A：単純CT．明らかな異常所見を認めなかった．
B：造影早期CT．肝被膜および被膜下に濃染像を認めた．

（舘野晴彦ほか：画像所見が診断の一助となったFitz-Hugh-Curtis症候群の2例．日内会誌 104：2388-2393，2015より引用）

1 | 腹痛 （3）右下腹部痛

1 右下腹部痛の患者が来院したら

　右下腹部痛は，なんといっても虫垂炎があるあるですよね(図1)。臨床医の頭の中は虫垂炎の確定診断か除外診断に必死です！　でも，虫垂炎って診断が一筋縄に行かないときがあることくらい，みなさんも知ってますよね！　だって，基本に忠実にやったとしても見落とすこともあるし，ベテラン医師でも，あとになって，「やっぱ虫垂炎だったか〜」なんてことはざらにあります。まさに mistakable disease!

　だからこそ，虫垂炎では，「後医は名医」現象がよく起こります。でも，右下腹部痛であっても虫垂炎じゃないときも，もちろん，ありますから，やはり広く鑑別診断を考えることは大切ですね。

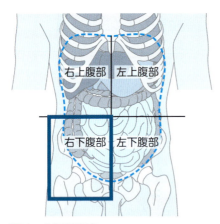

図1　右下腹部痛

2 敵を知る　鑑別疾患のリストアップ

　まずは鑑別診断を考えます(表1)。

表1　右下腹部痛の鑑別診断

・急性虫垂炎	・急性腸炎
・大腸憩室炎	・腸結核
・腸重積(大腸がん)	・アメーバ性腸炎

• クローン病	• 潰瘍性大腸炎
• 腸管膜脂肪織炎	• 腸捻転
• 右尿管結石	• 前立腺炎
• 右精巣上体炎	• 右精巣捻転
• 異所性妊娠	• 子宮内膜症
• 卵巣出血	• 卵巣茎捻転
• 子宮筋腫	• 骨盤腹膜炎
• 卵巣嚢腫(茎捻転)	• 上腸間膜動脈血栓症
• 腹部大動脈瘤(破裂)	• 大動脈解離
• 後腹膜出血	• 腸腰筋膿瘍
• 帯状疱疹	など

3 鑑別診断を進める病歴聴取 ◁ ぼーっと聞いてちゃだめよ！

　疾患のキーワードを意識して聞くべき項目をよく考えて，攻める問診をしていきましょう！

どんな腹痛にも聞かなくちゃいけない病歴

• いつから痛くなりましたか？

• 突然，その痛みは始まりましたか？

• 徐々に痛くなってきたような感じでしょうか？

• 痛みはずっと同じような痛みが続きますか？

• それとも，痛みには波がありますか？(痛みに強弱がありますか？)

• 何をしているときに痛みが起こりましたか？(運動中，労作時，仕事中，睡眠中)

• 現在，何かの病気がありますか？(糖尿病，高血圧，脂質異常症，がんなど)

• 心房細動という不整脈を指摘されたことはありませんか？

• 現在，何か普段から飲まれているお薬はありますか？(抗凝固薬も確認)

• 痛み止めの内服薬や，湿布薬をたくさん使っているということはありませんか？

• 過去に手術歴はありますか？(女性ならば帝王切開歴も確認を)

• 何か楽になる姿勢などはありますか？

• 生卵を食べたり，鶏肉をお刺身で食べたようなことはありませんか？

右下腹部痛で鑑別診断を進めるために聞かなきゃいけない病歴

• 過去に虫垂炎と診断されたことはありますか？

• 過去に検診などで尿路結石があると言われたようなことはありませんか？

• 最近，強いストレスを感じるようなことはありましたか？

• 最近，食後などに嘔吐を何度も繰り返したことはありませんか？

• ご家族の中に結核を患っている人はいませんか？

• お仕事などで，たくさんの老人を介護したり，接したりすることはありませんか？

• 血便や下血がありましたか？

- 黒色便は出たりしていませんか？
- 海外旅行に最近，行かれましたか？　どちらに行かれましたか？　観光ですか？　出張ですか？(都市部でしたか？　奥地に入られましたか？)
- 器具を使って，激しい性交渉(自慰行為など)をしたことはないですか？(女性)
- 妊娠の可能性はありますか？
- 月経中に性交渉をしたことはないですか？(女性)
- 性風俗で不特定多数の方との性交渉歴，交遊歴はありますか？(男性)
- 肛門性交やオーラルセックスはありますか？(特に MSM)
- 急激に体重が減少したりしていませんか？　など

病歴聴取の裏側 ➡ 発症メカニズムを意識する！

- **突然発症の腹痛** ▶ 「詰まる，破れる，ねじれる」を現していることが多く，ここで挙げた卵巣捻転や精巣捻転，大動脈瘤破裂などの鑑別診断に重要です。
- **ストレス** ▶ 炎症性腸疾患での悪化のリスクがあります。
- **痛みに波があるとき** ▶ いわゆる間欠的な痛みであり，腸管由来の痛みである可能性があります。また，尿管も蠕動するので尿管結石も間欠痛になります。蠕動に伴い収縮・弛緩が起こるので，炎症部位や結石陥頓部位で痛くなります。
- **生卵，鶏の刺身など** ▶ サルモネラ，カンピロバクター感染症を考えます。
- **妊娠の可能性** ▶ 異所性妊娠を考えて確実に聞かなくてはいけません。
- **虫垂炎の既往** ▶ 虫垂切除が絶対適応ではなくなったいま，保存的治療で一度は改善した患者さんもいますので，再発・再燃も考える必要があります。
- **高齢者との接点** ▶ 結核感染のリスクを考えましょう。
- **器具を使った自慰行為** ▶ 腟粘膜の裂傷に伴う性感染症のリスクが考えられます。
- **月経時の性交渉** ▶ 細菌感染のリスクが高まると言われています。
- **肛門性交やオーラルセックス(MSM含む)** ▶ アメーバの感染を考えます。
- **性風俗での交遊** ▶ アメーバの感染を考えます。
- **海外旅行** ▶ 旅行者下痢症を考えます。
- **体重減少** ▶ 悪性腫瘍を想起します。

ただし，冷や汗たらたらの人にゆっくり病歴聴取するのはヤバヤバなので，バイタルチェックして，必要ならば，ルート確保，モニター装着，酸素投与を検討しましょう。

4 鑑別診断を進める身体所見

　右下腹部痛の身体所見で絶対に誰もが確認するのが，McBurney の圧痛点で

しょう。それくらい国家試験や OSCE でも刷り込まれていると思います。でも，どれくらいの診断精度があるのかもわからずに身体所見を取るのはやや疑問です。感度・特異度を知った上で所見をとってほしいです。残念ながら，「何かおかしい」と感じるところまではいけますが，身体所見一発で確定診断がついてしまうようなことはなかなかないと思います。

Data Book
虫垂炎の身体所見あるある

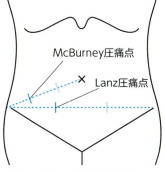

図2 急性虫垂炎の圧痛点

● McBurney 圧痛点
お臍と右前腸骨棘を結んだ線上の外側 1/3 のところにある圧痛点（図2）。感度 50〜94％，特異度 75〜86％

● Lanz 圧痛点
左右上前腸骨棘を結ぶ線上の右 1/3 の位置における圧痛点（図2）。

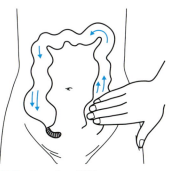

図3 Rovsing 徴候

● Rovsing 徴候
下行結腸に沿って頭側に圧迫を加えると増悪する右下腹部痛（図3）。感度 22〜68％，特異度 58〜96％

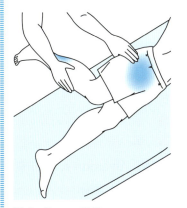

図4 Psoas 徴候

● Psoas 徴候
左側臥位で右下肢を伸展させたまま股関節を過伸展させたとき，右下腹部に痛みが誘発される徴候（図4）。感度 13〜42％，特異度 79〜97％

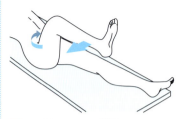

● Obturator 徴候
右股関節と膝関節を屈曲させてから右股関節を内側に回旋させて痛みがあれば陽性（図5）。感度 8%，特異度 94%

図5　Obturator 徴候

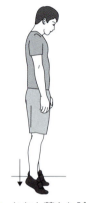

● かかと落とし試験
絵に描くほどでもないくらい簡単な検査。つま先立ちになって，急に踵を落として痛みがあれば陽性（図6）。感度 93%

図6　かかと落とし試験

表2　虫垂炎のスコアリング

Alvarado score		
Migration of pain	心窩部から右下腹部への痛みの移動	1点
Anorexia	食思不振	1点
Nausea	嘔吐	1点
Tenderness inRLQ	右下腹部痛	2点
Rebound pain	反跳痛	1点
Elevated temperature	37.3℃以上の発熱	1点
Leucocytosis	白血球数 10,000/μL 以上	2点
Shift of WBC to the left	白血球の左方移動	1点
		10点

7点以上：感度 24〜95%，特異度 46〜99%
5〜6点：感度 4〜43%
4点以下：感度 0〜28%，特異度 6〜95%

　よって，確定診断には，McBurney 陽性，Alvarado score 7点以上，Rovsing sign 陽性，Psoas sign 陽性などが役に立ち，除外診断には Alvarado score（表2）4点以下が役に立ちそうです。

5 確定診断にむけてのキレキレ検査の組み立て

右上腹部痛を身体所見でばっちり診断を決めていくことができないため，やはり，検査が必要です。考えた鑑別を進めていくために検査を行い評価しますが，検査前確率の見積もりが低い疾患の検査や，侵襲度の高い検査ではよく考えてオーダしましょう。絨毯爆撃的検査はオススメしません。

- 血液検査（WBC, RBC, Hb, Ht, Plt）▶ 炎症所見，貧血のチェック，DIC のチェック
- CRP ▶ 炎症，腫瘍，骨折なんでもありなので CRP だけでの鑑別は難しい。
- T-SPOT ▶ 結核の評価になるが，活動性はわからないので，参考所見になる。
- 尿検査 ▶ 血尿と白血球尿を評価する。沈渣を診て尿路感染なら培養検体も提出する。
- 妊娠反応（hCG）▶ 女性の下腹部痛をみたら，妊娠は疑いましょう。CT 前に確実に検査をしましょう。
- 淋菌クラミジア拡散増幅法（PCR）▶ 淋菌感染，クラミジア感染を疑う病歴があるときに施行する。男性は尿検体，女性では腟分泌液での検査が望ましい。
- 血清アメーバ抗体 ▶ アメーバ性腸炎は盲腸が好発部位であり，考慮する。
- 便検査 ▶ 便潜血，便培養が基本だが，アメーバを疑うときは検鏡する。
- 腹部 US ▶ 虫垂炎，尿管結石などを評価する。
- 腹部骨盤部 CT ▶ free air，大腸憩室炎，腸重積，上腸間膜動静脈血栓症，などなど，1 つひとつの疾患の有無を確認するように，まさになめるように，食い入るように読影すべきである。もちろん，膿瘍や血栓は造影 CT による評価が望ましい。free air を探すためには，Window level を変えながらの読影が見落としを減らす。疑っている病気をどうすれば見逃さないようにできるかを身につけることがキレキレ Dr. への道である。

6 右下腹部痛よくあるある症例

右下腹部痛の common な疾患です。基本中の基本です。

症例

31 歳，女性

主 訴	右下腹部痛
現病歴	昨日の夕方より腹部全体の痛みと，胃のむかつき感，嘔気があり，夜に一度嘔吐した。嘔吐後，胃のむかつきは軽減したが，痛みと

	嘔気は残存した。朝になって，1回嘔吐して嘔気は改善したが，腹痛は改善せず，右下腹部へ移動した。だんだん痛みが強くなり，歩くと響くようになったため，近医受診し当院救急外来に紹介受診 ROS（＋）：排便，放屁 ROS（−）：下痢
既往歴	糖尿病・高血圧・脂質異常症なし 3週間前に当院で出産歴あり
内服薬	なし
アレルギー	アスピリン
職業・ 社会歴	主婦
嗜好歴	タバコ：なし，アルコール：なし
身体所見	BP：112/72 mmHg，HR：115/min，SpO$_2$：96%（room air），BT：38.4℃ 貧血：なし，黄疸：なし，頸部LN：なし，咽頭発赤なし 心音：雑音なし・整，呼吸音：wheeze・crackle なし 部：平坦かつ軟，右下腹部を最強点とする下腹部全体の圧痛あり，筋性防御なし，反跳痛を下腹部全体に認める McBurney圧痛点（＋），Lanz圧痛点（＋），かかと落とし試験（＋），CVA：＋/−，Murphy徴候（−） 下腿浮腫なし
血液検査・ 血算	WBC：17,100/μL，Lymph：6.1%，Mono：6.8%，Neut：87%，Eosino：0%，Baso：0.1%，RBC：395×10^4/mm^3，Hb：11.9 g/dL，Hct：35.2%，MCV：89.1 fl，MCH：30.1 Pg，MCHC：33.8 g/dL，Plt：22.7×10^4/μL
血液検査・ 生化学	TP：7.2 g/dL，Alb：4.03 g/dL，CK：95 U/L，AST：24 U/L，ALT：18 U/L，LDH：182 U/L，ALP：210 U/L，γGTP：14 U/L，Amy：47 U/L，Cr：0.64 mg/dL，BUN：8.7 mg/dL，BG：105 mg/dL，Na：138 mmol/L，K：3.3 mmol/L，Cl：103 mmol/L，T-Bil：1.66 mg/dL，CRP：9.39 mg/dL

尿検査	潜血（−），蛋白（−），糖（−），ケトン体（−），白血球定性（−），亜硝酸塩（−）
アセスメント	ま，ほぼほぼ，虫垂炎でいいのではないでしょうか。

■：異常高値，■：異常低値

この症例を見て……

検査結果あるある

ほぼほぼ炎症反応のみですね。

診断推論あるある

検査結果というよりも，症状所見がすべてですね。

診断へのアプローチ

他の疾患の除外，手術の可能性も含めて，胸部単純X線撮影，心電図，US，CT撮影が標準的対応ですね。

胸部単純X線撮影：異常なし，心電図：異常なし，腹部単純CT：糞石がある虫垂炎ですね（図7）。

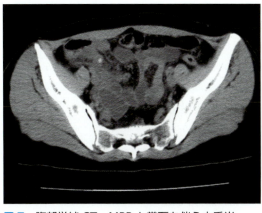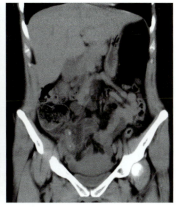

図7 腹部単純CT・MPRと糞石を伴う虫垂炎

── あるある診断

まあ，これは**右下腹部痛の王道**あるあるですね。

Alvarado score(**表2**)では，左方移動だけこのデータではわからないものの，9点ですから，まずは**虫垂炎**と言っていい状況です。さて，外科の先生と相談しましょう。

7 想定範囲を超えたヤバヤバ症例

次は右下腹部痛でご紹介をいただいた患者さんですが，予想を超える結末を迎え，かなりあせった症例を提示します。

症例 80歳，男性

主 訴	右下腹部痛，嘔吐
現病歴	元来，便秘がちでよく便秘になるが，今回は，この1週間ほど便通がない。本日，昼過ぎにグリセリン浣腸4本，正露丸4粒を服用した。しかし，腹痛は改善せず，その後，嘔吐が2回あった。黒色便，血便のエピソードはなし
既往歴	20歳：虫垂炎手術歴あり 自律神経失調症と言われている 糖尿病・高血圧・脂質異常症なし
内服薬	詳細不明
アレルギー	なし
職業・社会歴	特記すべきことなし，ADL full
嗜好歴	タバコ：なし，アルコール：なし
身体所見	BP：140/85 mmHg，HR：105/min，SpO$_2$：95%(room air)，BT：35.8℃ 貧血：なし，黄疸なし，頸部LN：色位置せず，咽頭発赤なし，心音：雑音なし・整，呼吸音：wheeze・crackle なし 腹部：右側胸部〜下腹部にかけて圧痛あり。 筋性防御：なし，反跳痛：あり，CVA：＋／−

	直腸診：異常なし 四肢浮腫：なし。皮疹なし
血液検査・血算	WBC：15,600/μL，Lymph：9.8%，Mono：4.3%，Neut：85.6%，Eosino：0.1%，Baso：0.2%，RBC：490×10^4/mm^3，Hb：16.2 g/dL，Hct：47.5%，MCV：96.9 fl，MCH：33.1 Pg，MCHC：34.1 g/dL，Plt：25.4×10^4/μL，Reti：○‰
血液検査・生化学	TP：8.64 g/dL，Alb：5.1 g/dL，CK：122 U/L，AST：32 U/L，ALT：8 U/L，LDH：246 U/L，ALP：204 U/L，γGTP：19 U/L，Amy：146 U/L，Cr：1.23 mg/dL，BUN：27.4 mg/dL，BG：269 mg/dL，Na：139 mmol/L，K：3.8 mmol/L，Cl：96 mmol/L，T-Bil：0.43 mg/dL，CRP：0.37 mg/dL
尿検査	尿が出ず，検査できず
便検査	施行せず
アセスメント	症状があまりにも激しいわりに，血液検査異常は白血球が目立つくらい。 すなわち，超急性期を見ているのだろうか?? 便秘がちとはいえ，これは単なる便秘じゃないな……いやな予感。

▨：異常高値，▨：異常低値

この症例を見て……

 あるあると思いきやあれあれ？検査結果の第一印象

白血球，アルブミン，アミラーゼ，LDH 高い。脱水？　これだけじゃ，何も言えないな。

 キレキレ結果解釈

急性膵炎の評価は必要だからリパーゼは次に採取しよう。手術歴もあるので，腸閉塞？　絞扼性を考えるなら，血液ガスが要りそうな感じ。free air の評価はいるかも。尿が出ないのは，やばいな。ということは……

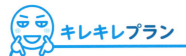 **キレキレプラン**

血液ガス，胸部単純X線（図8），CT撮影する（図9）

血液ガスを採取すると，pH：7.384，pCO_2：31.7，pO_2：69.1，HCO_3^-：18.5，BE：−4.9，Glu：242，Lactate：41。

アシドーシス寄りで，かつ乳酸値も高いので，これはやばい！

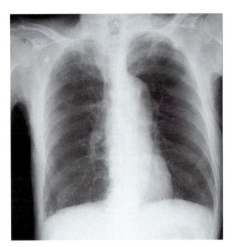

図8 胸部単純X線像

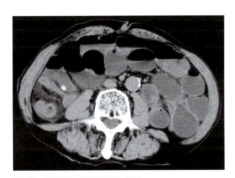

図9 腹部骨盤部造影CT

この腸が動いていない感じ，とてもやばい。でも，CTで確定診断まではいかない。

しかも，CT撮影後あたりからもっと，腹痛が増強してきました。ブスコパン®を投与したものの改善なく，HRも130回/分に上昇し，呼吸数も増加してRR：32になってしまった。補液はしているが，やはり尿が出ない。

診察開始時よりも激しい痛みを訴え，手術歴もあるし，便秘もあるし，尿も出てこないことを考えると，絞扼性腸閉塞の可能性もあるし，腸管虚血の可能性もある。ゆっくり考えている時間はまったくない状況で，外科医と相談して，緊急開腹手術を施行しました。

── 右下腹部痛　激やば診断

診断は NOMI（Non-Occulusive Mesenteric Ischemia：非閉塞性腸管虚血）でした。絞扼部位はないものの，一部小腸に壊死部位を認め，術中に NOMI であったことが判明しました。壊死腸管を切除して手術は終了しました。しかし，術後も状態は悪化をたどり，残念なことに 2 日後に死亡されました。

── 激ヤバ症例からのあるある教訓！

なぜ，急にこんなことが起こって，あっという間に死につながってしまうのか，本当にやるせなさが残るのが，この NOMI です。CT を見れば病気はわかるのだと思ってばかりいるとしっぺ返しを食らいます。血管攣縮などが原因なので，血栓や閉塞のように，CT では明確な所見を得られにくいことも診断を難しくしていると思います。Spasm といわれるとなんとなく消化器じゃなくて，循環器？　とか思いがちですが，血管のあるところに Spasm ありとして，目に見えない病態を頭で考えていく習慣もつけていきたいと思います。

Data Book

NOMI の死亡率：56〜79%

（日本腹部救急医学会プロジェクト委員会 NOMI ワーキンググループ：非閉塞性腸管虚血(non-occlusive mesenteric ischemia：NOMI)の診断と治療. 日本腹部救急医学会雑誌 35：177-185，2015 より）

---

8 まとめ

右下腹部痛は，虫垂炎も含め，まさしく腹痛診療の原点のような場所で，虫垂炎の所見を評価することや，診断をつけた後に手術をするのかも考えることが多い部位だと思います。よって，経験が少ないと判断が正しいのかどうか悩むことも多いと思いますので，まずは，経験を積むことなのかもしれません。でも，ベテランで

あっても，虫垂炎の診断は誤ることがあるわけですから，やはり一筋縄にはいかないと思います。病態に謙虚に向きあい，鑑別を進めていくことが大切だと思います。

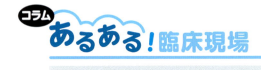

右下腹部痛だけは，本当に難しいんですよ。何年やっても得意だ！　とは言えないですね。でも，いつでも初心者の気持ちで接することも大切かもしれません。虫垂炎が，心窩部痛から右下腹部に痛みが移動することが多いことを考慮して，McBurney圧痛点にマジックペンで印をつけて，ここが痛くなったら絶対に再受診してください！　と患者さんにお伝えするのもキレキレの対応方法だと思っています。

1 | 腹痛 （4）左上腹部痛

🏃1 左上腹部痛の患者が来院したら

　左上腹部は，消化器的にはあるあるとはいかない部位です（図1）。

　あるのが，脾臓，腎臓で，なんとなく，消化器という印象がないところです。腹部ではあるものの，なんとなくアウェイって感じで，左上腹部痛はそこはかとなく苦手意識があるようにも思います。いや，もちろん，脾梗塞や腎梗塞が起こるくらいのことは知っているのですが，いまひとつ，得意とは言えない部位です。

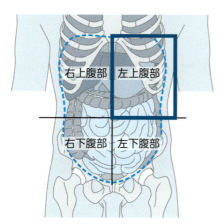

図1 左上腹部

🏃2 敵を知る ◀ 鑑別疾患のリストアップ

　まずは鑑別診断を考えます（表1）。

表1 左上腹部痛の鑑別診断

・脾梗塞	・脾破裂
・脾膿瘍	・脾腫
・脾動脈瘤	・左腎結石
・左腎梗塞	・左腎膿瘍
・左腎盂腎炎	・左尿管結石
・左副腎梗塞	・急性膵炎

• 食道破裂（Boerhaave 症候群）	• 逆流性食道炎
• 胃潰瘍（穿孔）	• 慢性胃炎
• 大腸憩室炎	• 虚血性腸炎
• 急性腸炎	• 腸閉塞
• 上腸間膜動脈解離	• 上腸間膜動脈閉塞（塞栓）
• 急性冠症候群	• 大動脈解離
• 心内膜炎	• 心外膜炎
• 心筋炎	• 左肺自然気胸
• 胸膜炎	• 肺塞栓
• 左下肺肺炎	• 左膿胸　など

3 鑑別診断を進める病歴聴取 ◀ ぼーっと聞いてちゃだめよ！

疾患のキーワードを意識して聞くべき項目をよく考えて，攻める問診をしていきましょう！

どんな腹痛にも聞かなくちゃいけない病歴

• いつから痛くなりましたか？

• 突然，その痛みは始まりましたか？

• 徐々に痛くなってきたような感じでしょうか？

• 痛みはずっと同じような痛みが続きますか？

• それとも，痛みには波がありますか？（痛みに強弱がありますか？）

• 何をしているときに痛みが起こりましたか？（運動，労作，仕事，睡眠中など）

• 現在，何かの病気がありますか？（糖尿病，高血圧，脂質異常症，がんなど）

• 心房細動という不整脈を指摘されたことはありませんか？

• 現在，何か普段から飲まれているお薬はありますか？（抗凝固薬も確認）

• 痛み止めの内服薬や，湿布薬をたくさん使っているということはありませんか？

• 過去に手術歴はありますか？

• 何か楽になる姿勢などはありますか？

• 生卵を食べたり，鶏肉をお刺身で食べたようなことはありませんか？

左上腹部痛で鑑別診断を進めるために聞かなきゃいけない病歴

• 最近，強いストレスを感じるようなことはありましたか？

• 暴飲暴食などはありませんでしたか？

• アルコールをたくさん飲んだ覚えはありますか？

• 最近，食後などに嘔吐を何度も繰り返したことはありませんか？

• タバコは吸いますか？（1 日何本，喫煙年数）

• 黒色便は出たりしていませんか？

• 痰は出ますか？

- 胸は痛いですか？
- 呼吸は苦しくないですか？　など

病歴聴取の裏側 ➡ 発症メカニズムを意識する！

- **突然発症の腹痛** ▶「詰まる，破れる，ねじれる」を表していることが多く，ここで挙げた鑑別診断の選別にも重要。
- **ストレス** ▶ 胃潰瘍，十二指腸潰瘍のリスクになる。
- **痛みに波がある** ▶ 腸管の炎症（急性腸炎，憩室炎など），尿管結石
- **生卵，鶏肉の刺身** ▶ サルモネラ，カンピロバクターなどの腸炎
- **妊娠の可能性** ▶ 異所性妊娠を考えると確実に聞かなくてはならない。
- **痛みが持続的** ▶ 腎梗塞，脾梗塞など
- **労作中に起こった痛み** ▶ 破裂？　を思わせる。
- **心房細動** ▶ 常に梗塞などを考えます。（腎梗塞，脾梗塞）抗凝固薬の内服も確認する。
- **痛み止めの内服** ▶ NSAIDs 由来の胃潰瘍（穿孔）
- **過去の手術歴** ▶ 腸閉塞
- **暴飲暴食，アルコール多飲** ▶ 急性膵炎の発症に関与する。
- **何度も嘔吐** ▶ 食道破裂
- **喫煙歴** ▶ 心筋梗塞などの急性冠症候群
- **楽になる姿勢** ▶ 急性膵炎では前かがみ。腎結石や尿管結石はのたうち回るような痛みになる。
- **痰が出ますか？** ▶ 肺炎を考える。
- **呼吸は苦しくないですか？** ▶ 肺炎や気胸を考える。
- **呼吸によって痛みが変動する** ▶ 胸膜炎のキーワード。

ただし，冷や汗たらたらの人にゆっくり病歴聴取するのはヤバヤバなので，バイタルチェックして，必要ならば，ルート確保，モニター装着，酸素投与を検討しましょう。

4 鑑別診断を進める身体所見

　左上腹部痛は消化器内科というよりも，循環器内科や泌尿器科の領域が関連するところですから，正直，身体所見があまり功を奏さない感じです。「なんとか徴候」なんてものも存在しません。もちろん，右上腹部でも起こりうる腎盂腎炎の CVA（肋骨脊柱角）叩打痛などはチェックしなくてはいけません。心房細動のチェックを心音や脈拍触知などから判断すべきかもしれません。

Data Book

　左上腹部が，いかにつかみどころがない痛みなのかを示した論文があります（**表2**）。

　他の部位に比較して，圧倒的に確定診断が難しい場所と考えられています。

表2　入院時における腹痛の部位と診断

	右上腹部	左上腹部	右下腹部	左下腹部	上腹部	下腹部	右側	左側	中央	全体
虫垂炎			74		1	13	3		6	2
憩室炎			7	23	3	35			9	10
消化性潰瘍穿孔	2				35	3	6		2	52
非特異的腹痛	1	1	29	3	11	9	7	2	25	9
胆嚢炎	38	1	4		34	1	5		6	8
小腸閉塞			4		8	18			40	26
膵炎	6		2	2	38	6		2	14	29

(Staniland JR et al : Clinical presentation of acute abdomen ; study of 600 patients. Br Med J 3 : 393-398, 1972 より引用)

5 確定診断にむけてのキレキレ検査の組み立て

　左上腹部痛もまた，身体所見でばっちり診断を決めていくことが難しいので，検査が頼りになりそうです。でも，相手が，脾臓，腎臓，大腸などが主ですので，モダリティは超音波，CT，などになると思います。どこまでの yield があるかも考える必要があります。でも，心電図，胸部単純 X 線写真も大事ですね。

- 血液検査（WBC, RBC, Hb, Ht, Plt）▶ 炎症所見，貧血のチェック，DIC のチェック
- CK, LDH ▶ 脾梗塞，腎梗塞など
- 膵酵素（Amylase, Lipase）▶ 急性膵炎，慢性膵炎急性増悪で上昇。リパーゼの方が特異的
- CRP ▶ 炎症，腫瘍，骨折なんでもありなので CRP だけでの鑑別は難しい。
- 尿検査 ▶ 血尿と白血球尿を評価する。沈渣を診て尿路感染なら培養検体も提出する。
- 心電図 ▶ 心房細動のチェック
- 胸部単純 X 線像 ▶ 胸水貯留や free air をチェックする。とすれば立位 or 坐位で撮影する。
- 腹部 US ▶ 脾梗塞，脾腫瘍，脾腫，左腎梗塞，左腎腫瘍，腎結石，膵炎などを評価する。

- **腹部骨盤部 CT** ▶ 腎梗塞，腎膿瘍，腎結石，腎盂腎炎，脾梗塞，脾膿瘍，胃十二指腸潰瘍穿孔の free air，急性膵炎，大腸憩室炎，上腸間膜動静脈血栓症，などなど，1つひとつの疾患の有無を確認するように見ていくことが大切です。その点では，まず，鑑別診断ありきです。

✂6 左上腹部痛よくあるある症例

左上腹部痛の common な疾患です。

症例

59歳，男性

主 訴	左上腹部痛
現病歴	本日，午前 10 時頃，食事中に急に左側胸部から左上腹部にかけて，広い範囲に痛みが出現。刺すような感じの痛みであった。10 時半に H$_2$ブロッカー（ガスター®）を内服したが改善がないため，11 時半鎮痛薬（薬品名不明）を頓服で内服した。それでも，疼痛は改善しないため 16 時に救急外来に受診した。腹痛はときどき，臍周囲へも広がるときがある。痛みは持続性で，来院時の NRS は 9/10 であった。昨日，普段はあまり食べないキムチを多量に食べたとのこと。血圧は普段は 140 台とのこと ROS（＋）：嘔吐 1 回（少量），排便・下痢（少量），排ガス（少し） ROS（－）：胸痛，呼吸苦，嘔気
既往歴	高血圧あり，糖尿病・脂質異常症なし 30 歳〜慢性心房細動
内服薬	アテレック® 10 mg，アロプリノール 100 mg，メチルジゴキシン 0.1 mg，ワーファリン® 4 mg（半年前に 3 mg から 4 mg に増量），ゾルピデム 10 mg
アレルギー	なし
職業・ 社会歴	会社役員
嗜好歴	タバコ：6〜7 本/日×39 年（20 歳から），アルコール：缶ビール 350mL 1 本・焼酎 1 合/日

身体所見	BP：186/126 mmHg，HR：60/min，SpO₂：96%（room air），BT：36.7℃，RR：12/min 貧血：なし，黄疸：なし，頸部LN：なし，咽頭発赤：なし 心音：雑音なし・整，呼吸音：wheeze・crackle なし 腹部：平坦かつ軟，圧痛なし，筋性防御なし，反跳痛なし CVA：−/＋，Murphy徴候（−），McBurney圧痛点（−） 下腿浮腫なし
血液検査・血算	WBC：9,900/μL，Lymph：8.2%，Mono：5.2%，Neut：86.2%，Eosino：0.2%，Baso：0.2%，RBC：481×10⁴/mm³，Hb：16.4 g/dL，Hct：47.4%，MCV：98.5 Fl，MCH：34.1 Pg，MCHC：34.6 g/dL，Plt：12.7×10⁴/μL
血液検査・生化学	TP：7.18 g/dL，Alb：4.00 g/dL，CK：71 U/L，AST：67 U/L，ALT：31 U/L，LDH：290 U/L，ALP：217 U/L，γGTP：172 U/L，Amy：70 U/L，Cr：0.86 mg/dL，BUN：14.3 mg/dL，BG：119 mg/dL，Na：139 mmol/L，K：4.2 mmol/L，Cl：103 mmol/L，T-Bil：1.23 mg/dL，CRP：0.2 mg/dL，トロポニンT：0.044 ng/mL
尿検査	潜血（−），蛋白（±），糖（−），ケトン体（−），白血球定性（−），亜硝酸塩（−）
アセスメント	突然発症の左上腹部痛で，異様に血圧が高く，発熱もないということで，この痛みはどこかが詰まったせいかな…？ 捻じれた，破れたという感じではなさそう。

■：異常高値，■：異常低値

この症例を見て……

検査結果あるある

何か，臓器特異的な異常値という感じはしない。トロポニンTは心筋梗塞も考えてのことなので，一応，心電図はチェックするが，冷や汗などはかいていない。

診断推論あるある

腎梗塞か脾梗塞かな？ ACS（急性冠症候群）はちょっと雰囲気が違う。

 診断へのアプローチ

血液ガス，凝固検査，胸部単純X線像（図2），心電図（図3），US，CT撮影（図4）

　血液ガスは，pH6.85，pCO_2：70.3，pO_2：70.8，HCO_3^-：11.6，BE：−27.2，SaO_2：76.3％，Lactate：148。

　凝固検査は，PT：18.2，PT（％）：41.6，INR：1.54，APTT：33.3，フィブリノゲン：228，D-ダイマー：1.36。

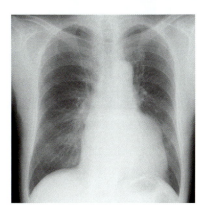

図2 胸部単純X線像

　図2を見ると，心陰影拡大あり，胸水貯留なし，明らかな浸潤影・結節影なし。

　Af，LVH，T波異常が図3からわかります。

　左腎は一部のみ造影されている，脾臓も一部造影が薄いところがある（図4）。

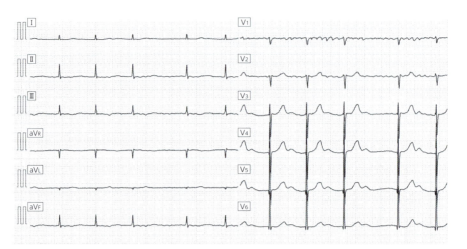

図3 心電図

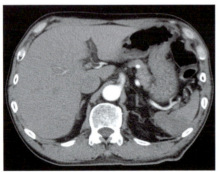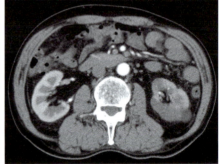

図4 腹部骨盤部造影CT

── あるある診断

まあ，これは**腎梗塞，脾梗塞，慢性心房細動**で，左上腹部痛ではあるあるですね。

7 想定範囲を超えたヤバヤバ症例

上腹部痛で紹介いただいた患者さんですが，予想を超える結末を迎え，かなりあせった症例を提示します。

症例	74歳，女性
主 訴	上腹部痛，嘔吐，下痢

現病歴	昨夜，午後8時に突然，上腹部の痛みを自覚。その後，嘔吐・下痢を認めたため，近医受診した。胃腸炎の疑いでPPI，鎮痙薬，制吐剤を処方され帰宅となった。しかし，その後も嘔気や痛みが改善しないため，本日，朝6時に再度，前医を受診した。診断がつかず，当院に紹介され，救急搬送となった ROS（＋）：腹痛，嘔気，嘔吐，下痢 ROS（－）：意識障害，咳，鼻汁，咽頭痛
既往歴	60歳：心房細動 糖尿病・高血圧・脂質異常症なし
内服薬	もともと不整脈の指摘はあったが，特に内服治療など行っていなかった
アレルギー	なし
職業・社会歴	主婦
嗜好歴	タバコ：5〜6本/日，アルコール：なし
身体所見	BP：186/94 mmHg，HR：71/min，SpO$_2$：99%（nasal，2 L/min），BT：36.4℃，RR：18回/min 貧血：なし，黄疸：なし，頸部LN：なし，咽頭発赤：なし，心音：雑音なし・不整，呼吸音：wheeze・crackleなし 腹部：平坦かつ軟，心窩部に強い圧痛あり，筋性防御なし，反跳痛なし，CVA：－/＋なんとなく左側の方が響くとのこと 直腸診：圧痛なし 下肢浮腫：なし，皮疹：なし
血液検査・血算	WBC：10,100/μL，Lymph：5.5%，Mono：1.4%，Neut：93.1%，Eosino：0.0%，Baso：0.0%，RBC：481×10^4/mm^3，Hb：14.4 g/dL，Hct：41.4%，MCV：86.1 fl，MCH：29.9 Pg，MCHC：34.8 g/dL，Plt：12.7×10^4/μL
血液検査・生化学	TP：7.39 g/dL，Alb：3.95 g/dL，CK：48 U/L，AST：26 U/L，ALT：14 U/L，LDH：238 U/L，ALP：240 U/L，γGTP：14 U/L，Amy：47 U/L，Cr：0.56 mg/dL，BUN：13.7 mg/dL，BG：179 mg/dL，Na：138 mmol/L，K：3.7 mmol/L，Cl：102 mmol/L，T-Bil：0.95 mg/dL，CRP：0.4 mg/dL

尿検査	潜血（−），蛋白（−），糖（−），ケトン体（−），白血球定性（−），亜硝酸塩（−）
便検査	施行せず
アセスメント	突然発症の激しい腹痛なので，詰まった，破れた，ねじれたを考える。

■：異常高値，■：異常低値

この症例を見て……

 あるあると思いきや**あれあれ？ 検査結果の第一印象**

自覚症状のわりに検査結果は，白血球が高いくらい。にしては，血小板が低く嫌な印象。

 キレキレ結果解釈

どこかで血小板を消費している。心房細動はあるけど，まったく管理されていないようだし，突然発症なので，どこかで詰まったかな……

 キレキレプラン

血液ガス，凝固検査，胸部単純X線撮影（図5），心電図（図6）を行って，CT撮影（図7）

　血液ガスを採取（O_2：nasal，2 L/min）したところ，pH：7.402，pCO_2：39.8，pO_2：136，HCO_3^-：24.3，BE：0.1，Glu：175，Lactate：16。
　乳酸値高いので，よくないですね。
　凝固検査では，PT：12.4秒，PT（％）88.9％，INR：1.05，APTT：24.4秒，fibrinogen：360 mg/dL，D-ダイマー：2.76 μg/mL。

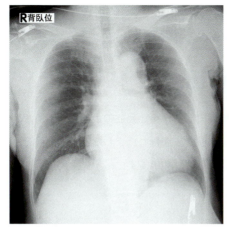

図5 胸部単純X線像

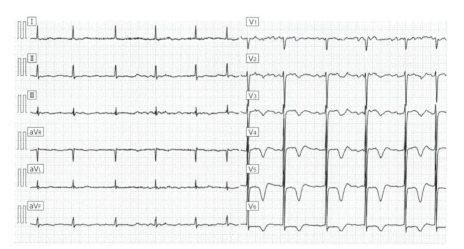

図6 心電図

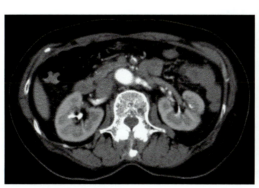
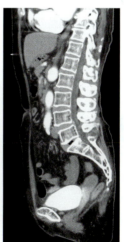

図7 腹部骨盤部造影CT

51

心房細動，陰性T波（図6）。心エコーでは，左房に明らかな血栓は認めず。上腸間膜動脈に陰影欠損を認める（図7）。

── 左上腹部痛　激ヤバ診断

診断は，**上腸間膜動脈塞栓症**でした。突然発症の上腹部痛ですが，結果的に心房細動が関係する血栓症で緊急血栓除去が行われました。新鮮血栓を除去後，腸管の色調の改善を確認し，閉腹して終了しています。

Data Book

上腸間膜動脈の支配領域

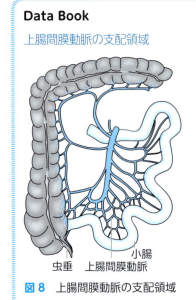

上腸間膜動脈は小腸の後半（一部の回腸）と上行結腸・横行結腸に血流供給をしています（図8）。

なんとなく下腹部の印象もありそうですが，部位によっては心窩部痛や上腹部痛という主訴になるようです。

図8　上腸間膜動脈の支配領域

── 激ヤバ症例からのあるある教訓！

心房細動の放置は，やはり高リスクですね。もちろん，抗凝固により出血をきたすリスクもあるのですが，こんなに痛い思いをするのかと思うと，やはり適切な管理をしたほうがいいですね。

8 まとめ

左上腹部というと，脾臓・腎臓・大腸になりますが，血管系のトラブルも多く，循環器や腎臓内科，外科，血管外科とも連携が必要になる領域です。腹痛の診療は消化器が中心だとは思いますが，消化器だけではないですので，他部門との共同作業ができるような普段からの連携やコミュニケーション，そして協力体制をつくっておくことがキレキレDr.への道です。

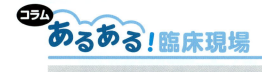

伝染性単核球症の患者さんには，激しい運動を避けて，安静を指示して脾臓破裂を防止しましょうとお話しすることがあります。でも，実際の臨床で破裂した患者さんを経験したことはありません。一体，どれくらい伝染性単核球症で脾破裂が起こるのでしょうか？

脾破裂は非常に稀な合併症で，伝染性単核球症の0.1〜0.5％と報告されています。頻度は少ないけれども，ひとたび破裂するとダメージも大きいため，安静の指示を出すことは大切かもしれません。

(Asgari MM et al：Spontaneous splenic rupture in infectious mononucleosis；a review. Yale J Biol Med 70：175-182, 1997 より)

1 | 腹痛 (5)左下腹部痛

1 左下腹部痛の患者が来院したら

　左下腹部は消化器的には，大腸しかない場所で，やはり大腸"あるある"です（図1）。このスペースを広く占めているのは，下行結腸，S状結腸，直腸ですが，もちろん，泌尿器・婦人科の病気も考えないといけないところです。でも，国家試験的には「高齢者の左下腹部痛は，ほぼ，虚血性腸炎で当たり！」でしたよね。こんな教育を受けてきたので，医者になってもその感覚が残ってしまうのが，つらいところです。だって，20歳代の患者なのに，左下腹部痛＝虚血性腸炎？　はほぼありえないけど，刷り込まれているので，真っ先に頭によぎるのですよね。こうした勉強法は，やっぱ，現場ではきびしいですね。ここでは左下腹部痛の臨床的あるあるを考えていきましょう。

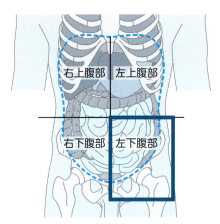

図1　左下腹部

2 敵を知る　鑑別疾患のリストアップ

　まずは鑑別診断を考えます（表1）。

表1　左下腹部痛の鑑別診断

・腸閉塞	・腸捻転（S状結腸軸捻転）
・大腸憩室炎	・急性腸炎

• 虚血性腸炎	• 腸重積(大腸がん)
• 消化管穿孔	• 過敏性腸症候群
• クローン病	• 潰瘍性大腸炎
• 腸管膜脂肪織炎	• アメーバ性大腸炎
• 左尿管結石	• 前立腺炎
• 左精巣上体炎	• 左精巣捻転
• 膀胱炎	• 鼠径ヘルニア
• 異所性妊娠	• 子宮内膜症
• 卵巣出血	• 卵巣茎捻転
• 子宮筋腫	• 骨盤腹膜炎
• 卵巣嚢腫(茎捻転)	• 上腸間膜動脈解離
• 上腸間膜動脈閉塞症(血栓症)	• NOMI
• 腹部大動脈瘤(破裂)	• 大動脈解離
• 後腹膜出血	• 腸腰筋膿瘍
• 帯状疱疹	• その他，悪性腫瘍　など

3 鑑別診断を進める病歴聴取　ぼーっと聞いてちゃだめよ！

　疾患のキーワードを意識して聞くべき項目をよく考えて，攻める問診をしていきましょう！

どんな腹痛にも聞かなくちゃいけない病歴

• いつから痛くなりましたか？

• 突然，その痛みは始まりましたか？

• 徐々に痛くなってきたような感じでしょうか？

• 痛みはずっと同じような痛みが続きますか？(持続痛)

• それとも，痛みには波がありますか？(痛みに強弱がありますか？：間欠痛)

• 間欠的な痛みから，持続的な痛みに変わったようなことはありませんか？

• 何をしているときに痛みが起こりましたか？(運動，労作，仕事，睡眠中など)

• 現在，何かの病気がありますか？(糖尿病，高血圧，脂質異常症，がんなど)

• 心房細動という不整脈を指摘されたことはありませんか？

• 現在，何か普段から飲まれているお薬はありますか？(抗凝固薬も確認)

• 痛み止めの内服薬や，湿布薬をたくさん使っているということはありませんか？

• 過去に手術歴はありますか？(女性ならば帝王切開歴も確認を)

• 何か楽になる姿勢などはありますか？

• 生卵を食べたり，鶏肉をお刺身で食べたようなことはありませんか？

左下腹部痛で鑑別診断を進めるために聞かなきゃいけない病歴

• 血尿はありませんか？

• 血便や下血がありましたか？

• 黒色便は出たりしていませんか？

• イチゴゼリーのような便が出たことはありますか？

- 便秘と下痢を繰り返すようなことはありませんか？
- 過去に検診などで尿路結石があると言われたようなことはありませんか？
- 最近，強いストレスを感じるようなことはありましたか？
- 海外旅行に最近，行きましたか？ どちらに行きましたか？ 観光ですか？ 出張ですか？（都市部でしたか？ 奥地に入りましたか？）
- 不正出血はありましたか？
- 帯下（おりもの）に変化はありませんでしたか？
- 妊娠の可能性はありますか？
- 器具を使って，激しい性交渉（自慰行為など）をしたことはないですか？（女性）
- 月経中に性交渉をしたことはないですか？（女性）
- 性風俗で不特定多数の方との性交渉歴・交遊歴はありますか？（男性）
- 肛門性交やオーラルセックスはありますか？（とくに MSM）
- 急激に体重が減少したりしていませんか？ など

病歴聴取の**裏側** ➡ 発症メカニズムを意識する！

- **突然発症の腹痛** ▶「詰まる，破れる，ねじれる」を表していることが多く，ここで挙げた卵巣捻転や精巣捻転，大動脈瘤破裂，消化管穿孔などの鑑別診断に重要です。
- **ストレス** ▶ 炎症性腸疾患での悪化のリスクがあります。
- **痛みに波があるとき** ▶ いわゆる間欠的な痛みであり，腸管由来の痛みである可能性があります。また，尿管も蠕動するので尿管結石も間欠痛になります。蠕動に伴い収縮・弛緩が起こるので，炎症部位や結石陥頓部位で痛くなります。
- **生卵，鶏の刺身など** ▶ サルモネラ，カンピロバクター感染症を考えます。
- **妊娠の可能性** ▶ 異所性妊娠を考えると確実に聞かなくてはいけません。
- **心房細動** ▶ 塞栓症のリスクととらえます。抗凝固薬の内服も確認しましょう。
- **イチゴゼリー状の便** ▶ アメーバ性大腸炎のキーワードです。
- **便秘と下痢を繰り返す** ▶ 過敏性腸症候群を想起します。
- **海外旅行，出張** ▶ 赤痢，コレラなどを考えますが，旅行者下痢症も考えます。
- **器具を使った自慰行為** ▶ 腟粘膜の裂傷に伴う性感染症のリスクが考えられます。
- **月経時の性交渉** ▶ 細菌感染のリスクが高まると言われています。
- **肛門性交やオーラルセックス（MSM 含む）** ▶ アメーバの感染を考えます。もちろん，A 型肝炎や HIV 感染の可能性も含みます。
- **性風俗での交遊** ▶ アメーバの感染を考えます。もちろん，B 型肝炎ウイルス感染の可能性も考えます。
- **体重減少** ▶ 悪性腫瘍を想起します。

ただし，冷や汗たらたらの人にゆっくり病歴聴取するのはヤバヤバなので，バイタルチェックして，必要ならば，ルート確保，モニター装着，酸素投与を検討しましょう。

4 鑑別診断を進める身体所見

　身体所見は何といっても視診，触診，聴診なのですが，左ってやはり特徴的な所見がないですね。特に大腸憩室炎を一発診断できるような身体所見は見当たりません。

> **Data Book**
>
> 　日本の高齢化の中で，大腸憩室炎は増加傾向にあります（わが国での1980年の報告では大腸憩室の保有率は5.5％を占めるにすぎなかったが，1990年代の発表では10.9～39.7％の頻度と報告されている）。また，食事の欧米化により，右側結腸よりも左側結腸に多くなる傾向があり，特にS状結腸での大腸憩室症が増えていると言われています。
>
>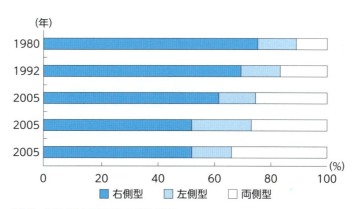
>
> **図2** 年次別大腸憩室の発生部位
> （石川　信ほか：大腸憩室疾患―日本における最近の傾向．日本大腸肛門病会誌61：1010-1014，2008より引用）
>
> 　右側型が減少し，両側型が増えてきており，左側での憩室が年次ごとに増えているのがわかります（図2）。

5 確定診断にむけてのキレキレ検査の組み立て

　左下腹部痛は，身体所見も特異的なものがないし，なにせ消化器的には大腸オンリーな印象が強いですから，CTでの評価くらいになってしまいます。もちろん，消化管エコーが得意な人もいますので，超音波も1つのモダリティーにはなります。でも，緊急性がないなら，便潜血検査を確認して注腸検査，大腸ファイバーが

診断に直結しますね。

- **血液検査（WBC, RBC, Hb, Ht, Plt）** ▶ 炎症所見，貧血のチェック，DIC のチェック
- **CRP** ▶ 炎症，腫瘍，骨折なんでもありなので CRP だけでの鑑別は難しい。
- **尿検査** ▶ 血尿と白血球尿を評価する。沈渣を見て尿路感染なら培養検体も提出する。
- **妊娠反応（hCG）** ▶ 女性の下腹部痛を見たら，妊娠は疑いましょう。CT 前に確実に検査をしましょう。
- **淋菌クラミジア拡散増幅法（PCR）** ▶ 淋菌感染，クラミジア感染を疑う病歴があるときに施行する。男性は尿検体，女性では腟分泌液での検査が望ましい。
- **血清アメーバ抗体** ▶ アメーバ性腸炎の評価に用います。
- **便検査** ▶ 便潜血，便培養が基本だが，アメーバを疑うときは検鏡する。
- **胸部単純 X 線像** ▶ 胸水貯留や free air をチェックする。とすれば立位 or 坐位で撮影する。
- **腹部 US** ▶ 腎結石・尿管結石などを評価する。
- **腹部骨盤部 CT** ▶ free air，大腸憩室炎，腸重積，上腸間膜動静脈血栓症，などなど，1 つひとつの疾患の有無を確認しましょう。

6 左下腹部痛よくあるある症例

左下腹部痛ですが，ここであえて虚血性腸炎は出しませんよ!!

症 例 75 歳，女性

主 訴	左下腹部痛
現病歴	本日，午前 9 時頃より間欠的な左下腹部痛が出現した。嘔気はあるが，嘔吐はしていない。血尿が 2 回あった。真っ赤な尿が出た。その後も，症状が治まらず，119 番で救急車を要請した。救急隊接触後，下腹部痛が増悪し，間欠的な痛みから，持続的な痛みに変化した 最終飲食：昨日の 18 時，水分は今朝，少量摂取した ROS（＋）：嘔気，排便 ROS（－）：嘔吐，痛みの移動，下痢，放屁
既往歴	高血圧あり，糖尿病・脂質異常症なし ANCA 関連血管炎・急速進行性糸球体性腎炎・慢性腎不全

	腹部手術歴なし，帝王切開なし
内服薬	プレドニゾロン® 2 mg，ランソプラゾール® 15 mg，アルファカルシドール 0.25 μg，アーチスト® 0.5 mg，ゼチーア® 10 mg，アテレック® 20 mg，ミカルディス® 20 mg，沈降炭酸カルシウム 1.5 g
アレルギー	なし
職業・社会歴	主婦
嗜好歴	タバコ：なし，アルコール：機会飲酒
身体所見	BP：215/77 mmHg, HR：62/min, SpO$_2$：98%(room air), BT：36.2℃ 貧血：なし，黄疸：なし，頸部 LN：なし，咽頭発赤：なし 心音：雑音なし・整，呼吸音：右に軽度 wheeze を聴取・crackle はなし 腹部：下腹部に強い自発痛あり，平坦，左下腹部に圧痛あり，筋性防御あり，反跳痛あり CVA：−/−，Murphy 徴候（−），McBurney 圧痛点（−），Lanz 圧痛点（−）下腿浮腫なし
血液検査・血算	WBC：3,600/μL，Lymph：19.1%，Mono：0.6%，Neut：78.6%，Eosino：1.4%，Baso：0.3%，RBC：390×10^4/mm^3，Hb：11.0 g/dL，Hct：34.6%，MCV：88.7 Fl，MCH：28.2 Pg，MCHC：31.8 g/dl，Plt：19.2×10^4/μL
血液検査・生化学	TP：6.48 g/dL，Alb：3.78 g/dL，CK：135 U/L，AST：21 U/L，ALT：11 U/L，LDH：210 U/L，ALP：169 U/L，γGTP：12 U/L，Amy：156 U/L，Cr：6.46 mg/dL，BUN：66.1 mg/dL，BG：108 mg/dL，Na：139 mmol/L，K：4.6 mmol/L，Cl：104 mmol/L，T-Bil：0.65 mg/dL，CRP：0.2 mg/dL，Ca：9.7 mg/dL，IP：4.6 mg/dL
尿検査	潜血（−），蛋白（−），糖（−），ケトン体（−），白血球定性（−），亜硝酸塩（−）
アセスメント	血圧が高いのは，痛いからか，腎不全の影響あるのか，発熱はな

いが，相当痛い感じあり。間欠痛が持続痛に変わったのがとても気になる。腹膜炎になったということか…

■：異常高値，■：異常低値

この症例を見て……

検査結果あるある
貧血ありますが，腎不全もあるため，今回のエピソードに関連するのかは不明。白血球はむしろ低値，CRPはまだ上がっていないと解釈する。

診断推論あるある
症状が激しいわりに，血液検査結果は特異的なものはない。間欠痛が持続痛になって，痛みが激しくなって，筋性防御も反跳痛も出現しており，腹膜炎になっていることも考える。ということは，どこか破れたか？　詰まったか？　捻じれたか？

診断へのアプローチ
血液ガス，胸部単純X線像（図3），心電図，US，CT（図4）

血液ガス（酸素：2 L/min）は，pH：7.505，pCO$_2$：22.3，pO$_2$：126，HCO$_3^-$：17.4，BE：−4.2，SaO$_2$：98.3%，Lactate：9。心電図は異常なし。

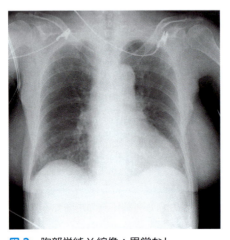

図3 胸部単純X線像：異常なし

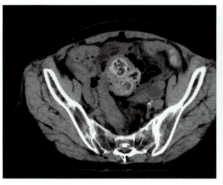 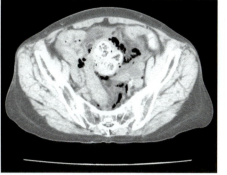

図4 腹部単純CT

　Window levelを変えてみると，free airがわかりやすくなりますね。
　消化管穿孔による腹膜炎と考えて，緊急手術を行いました。その結果，S状結腸に穿孔部位を認めました。

── あるある診断

　S状結腸穿孔に伴う腹膜炎でした。まあ，これも左下腹部痛ではあるあるですね。決してめずらしくありません。
　鑑別診断に消化管穿孔があれば，free airをチェックするときにCTのwindow levelを変えてチェックするのは必須のテクニックです（もう，みなさん，やってますよね！）。

7 想定範囲を超えたヤバヤバ症例

　左下腹部痛でご紹介をいただいた患者さんですが，若い女性の腹痛ってどうしても不得手な感じですが，ちょっとあせった症例を提示します。

症例　24歳，女性

主　訴	左下腹部痛
現病歴	ここ1週間生理が遅れていたため，10日前頃，(7/20)市販の検査キットで妊娠反応陽性を確認していた。病院には行かずに経過を見ていた。7/27，一度不正性器出血があったが，翌日には消失したため自分で様子を見ていた。一昨日(7/28)に下腹痛があっ

	たが，痛みは軽くてすぐ消失した。本日（7/30）の夕方6時頃，食事後から突然の腹痛あり，耐えられず救急外来を受診した。生理痛をものすごく痛くした感じであった。痛みが強くて歩行もできないとのこと。最終月経は6/18で，月経周期は28日型で遅れることは滅多にないとのこと
既往歴	糖尿病・高血圧・脂質異常症なし 妊娠歴：2回，出産歴：2回（2回とも帝王切開）
内服薬	なし
アレルギー	なし
職業・社会歴	主婦
嗜好歴	タバコ：なし，アルコール：なし
身体所見	BP：101/51 mmHg，HR：92/min，SpO$_2$：100%（room air），BT：36.7℃，RR：20/min，意識：GCS：E4V5M6　顔面蒼白 貧血：あり，黄疸：なし，頸部LN：なし，咽頭発赤：なし 心音：雑音なし・整，呼吸音：wheeze・crackleなし 腹部：平坦かつ軟，圧痛あり：下腹部に限局し，下腹部正中〜やや左側にかけて最強点がある。筋性防御なし，反跳痛なし McBurney（−），Lanz（−），Murphy（−），踵落とし試験（−） CVA：＋/＋
血液検査・血算	WBC：15,200/μL，Lymph：10.5%，Mono：4.5%，Neut：84.4%，Eosino：0.4%，Baso：0.2%，RBC：462×10^4/mm^3，Hb：7.5 g/dL，Hct：26.0%，MCV：56.3 fl，MCH：16.2 Pg，MCHC：28.8 g/dl，Plt：39.2×10^4/μL
血液検査・生化学	TP：7.57 g/dL，Alb：4.77 g/dL，CK：52 U/L，AST：17 U/L，ALT：10 U/L，LDH：165 U/L，Amy：39 U/L，Cr：0.42 mg/dL，BUN：9.7 mg/dL，BG：151 mg/dL，Na：137 mmol/L，K：3.3 mmol/L，Cl：106 mmol/L，T-Bil：0.47 mg/dL，CRP：0.47 mg/dL

尿検査	潜血（−），蛋白（−），糖（−），ケトン体（−），白血球定性（−），亜硝酸塩（−）
便検査	施行せず
アセスメント	これは妊娠に関連するトラブルに違いない……

■：異常高値，■：異常低値

この症例を見て……

あるあると思いきゃあれあれ？　検査結果の第一印象

表情苦悶様で，貧血がひどい！　すでに小球性になっていて，もとから低いのか，さらに出血があって，進行しているのか？

キレキレ結果解釈

まずは，妊娠関連なんだけど，消化管出血も考えるか？
でも，年齢的に好発ではないので，やはり不正出血または，子宮外妊娠かな。
CRP が陽性だけど，特別にあてにならない。
ということは……

キレキレプラン

さあ，CT 行こうか！　っとはすんなり行けないので，まずは超音波，そして妊娠反応をチェックするところからスタートです。

超音波検査：ダグラス窩にエコーフリースペース（＋）。
妊娠検査：絨毛性ゴナドトロピン（hCG）：8630 mIU/mL→妊娠 6 週あたり？
　産婦人科医にコンサルテーションし，経腟エコーで左付属器に胎囊あり，胎児心拍確認。ダグラス窩穿刺にて血性腹水あり。緊急で腹腔鏡下手術施行し，左卵管采から膨大部の間に暗赤色の構造物を認め，妊娠部位と判断した。病理上，悪性所見なく，絨毛性疾患の所見もないため，卵管妊娠破裂と診断された。

── 左下腹部痛　激ヤバ診断

　診断は，異所性妊娠(左卵管妊娠破裂)でした。ぱっと見悪すぎですから，それはちょっとビビりながらの診察ですね。バイタルサインには細心の注意を払いながら，進めて行きました。「女性を見たら，妊娠を疑え！」という格言？　がありますが，やはり，いつでも正常妊娠ばかりとはいかないので，異所性妊娠も必ず考えていきましょう。

── 激ヤバ症例からのあるある教訓！

　女性を見ている以上，妊娠の可能性はいつでも考慮して対応しましょう。月経の確認は基本ですね。あと，hCG が 2000 IU/L 以上で，子宮内に胎嚢がないときには異所性妊娠を強く疑うことになります。不妊治療もめずらしくない時代になりましたので，不妊治療を受けている人の異所性妊娠のリスクもあります。場合によっては子宮内外同時妊娠もあり得ますので，固定観念にとらわれない診療がキレキレ Dr. への道です。

8 まとめ

　左下腹部痛は，軽い病気ですませられるものもありますが，ひとたび，でかいことになるとただごとじゃない印象があります。だからこそ，怖い！　でも，だからこそ，敵を知ることが大切だと思います。鑑別診断の幅を広げていくことで，キレキレ対応ができるようになると信じています。

コラム　あるある！臨床現場

　自分は内科だから，「内科しか診ない！」などということは，医師としての成長につながりません。子宮外妊娠は，どんな科の医師であっても考えて対応することが，初期研修で求められていたはずです。せめて産婦人科にバトンタッチするまでは，1 人の医師として適切な診断・治療ができるようにしましょう。

コラム レァレァ！画像診断 百聞は一見に如かず

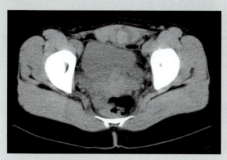

図5 腹直筋血腫

激しいスポーツ後の若い女性の下腹部痛をみたら……腹直筋血腫（図5）！　血腫って結構，痛い！

普段，見慣れない場所に病気があることもあります。腹の外でも腹痛が起こりうることをお忘れなく！

2 | 悪心・嘔吐

1 悪心・嘔吐の患者が来院したら

悪心・嘔吐は非特異的症状の最高峰！ と言ってもいいくらい，これだ！ という決め手がありません。だって，食中毒でも，腸閉塞でも，髄膜炎やメニエール病でも嘔気・嘔吐は起こります。正直，吐くからといって，胃腸の問題だけではないですよね。そういう点では，悪心・嘔吐を診ていく上では，消化器であっても，General じゃないといけないのかもしれません！

2 敵を知る ◀ 鑑別疾患のリストアップ

まずは鑑別診断を考えます（表1）。でも，膨大ですよ！ 想起の仕方は「GAS-TROENTERITIS」です。わー大変だ！

表1　悪心・嘔吐の鑑別診断

G	消化器	
	・食道炎（カンジダ性など）	・逆流性食道炎
	・食道破裂	・食道がん
	・急性胃腸炎	・胃潰瘍，十二指腸潰瘍
	・AGML	・胃がん
	・腸閉塞	・過敏性腸症候群
	・クローン病	・潰瘍性大腸炎
	・急性肝炎（A，B型肝炎，アルコール性）	・急性胆囊炎
		・膵がん
	・急性膵炎	・Nutcracker 症候群
	・上腸間膜症候群	・上腸間膜動脈塞栓（血栓症）
	・上腸間膜動脈解離	
A	大動脈・心臓＋虫垂炎	
	・大動脈瘤（破裂）	・急性大動脈解離
	・急性心筋梗塞	・心不全
	・虫垂炎	
S	Specific　特異的＋飢餓	
	・緑内障	・卵巣，精巣捻転
	・メニエール病	・中耳炎
	・うつ	・不安神経症
	・神経性食思不振	・飢餓
T	外傷	
	・外傷の結果起こる麻痺性イレウス	

Rx 薬物治療の副作用
- 麻薬性鎮痛薬
- 化学療法剤など
- エリスロマイシン
（薬剤は多くのものが原因になります）

O Ob-Gyn 産婦人科
- 妊娠
- 異所性妊娠
- HELLP 症候群
- 妊娠悪阻
- 子癇前症
- 妊娠高血圧症候群

E 内分泌・代謝
- 副腎不全
- 副甲状腺機能亢進症
- 糖尿病性ケトアシドーシス
- Reye 症候群
- 甲状腺機能亢進症
- 副甲状腺機能低下症
- アルコール性ケトアシドーシス
- 尿毒症

N 神経原性
- 自律神経障害
- 片頭痛
- 脳梗塞
- 脳膿瘍
- 硬膜外血腫
- くも膜下出血
- 水頭症
- 前庭神経障害
- 脳出血
- 脳腫瘍
- 髄膜炎
- 硬膜下血腫
- 脳浮腫
- てんかん

T 中毒
- アセトアミノフェン
- アルコール
- ニコチン
- 有機リン
- ジゴキシン
- イソニアジド
- カフェイン
- 重金属(ヒ素，水銀，鉄，リチウムなど)
- 毒キノコ
- 有機塩素系殺虫剤
- パラコート
- サリチル酸
- テオフィリン

E 環境・外的因子
- 食中毒
- 動植物(トリカブト，毒グモなど)
- 急性放射線障害
- 熱中症
- 高山病

R 腎・泌尿器系
- 尿路結石
- 尿路閉塞

I 感染性疾患
- 腎盂腎炎
- 骨盤内炎症性疾患
- 肺炎
- 寄生虫(アニサキスなど)

T 腫瘍
- ガストリノーマ
- インスリノーマ

S その他・頭蓋内テント上疾患
- 神経性大食症
- その他

(石松伸一：悪心・嘔吐へのアプローチ─診断編. JIM 13：p499, 2003 より改変)

3 鑑別診断を進める病歴聴取 ← ぼーっと聞いてちゃだめよ!

　疾患のキーワードを意識して聞くべき項目をよく考えて，攻める問診をしていきましょう！　でも，上にあげたすべての嘔気・嘔吐の鑑別診断を網羅した病歴聴取は，必ずしも必要ないです。よって，状況判断も必要です。でも，診断がつかないときには，網羅的に行うべきなのかもしれません。

悪心・嘔吐で鑑別診断を進めるために聞かなきゃいけない病歴

- 過去に手術したことはありますか？
- 黒色便は出たりしていませんか？
- 最近，強いストレスを感じるようなことはありましたか？
- 暴飲暴食などはありませんでしたか？
- アルコールをたくさん飲んだ覚えはありますか？
- 最近，食後などに嘔吐を何度も繰り返したことはありませんか？
- タバコは吸いますか？（1日何本，喫煙年数）
- 耳鳴りや難聴はありませんでしたか？
- めまい感は自覚されますか？
- 腹痛や胸痛，頭痛はありませんか？
- もともと，心臓の病気はありましたか？
- 不整脈は指摘されていませんか？
- 目や目の奥が痛いということはありませんか？
- 生カキは食べていませんか？
- 古いものや保存状態の悪い食品を食べたりしていませんか？
- 海外旅行に行きましたか？
- 現地で生水は飲んでいませんか？
- 現地で氷入りのジュースを飲んだりしませんでしたか？
- 高い山に短い行程で登ったりしていませんか？
- 糖尿病はありますか？
- メンタルクリニックや心療内科にかかったりしていませんか？
- 自殺したいと思う気持ちがありましたか？
- 妊娠の可能性はありますか？（女性）
- コンドームを付けずに性交渉をしたことはありますか？
- 不特定多数の方と性交渉をしたことがありますか？
- 性風俗店での交遊歴はありますか？
- 同性との性交渉はありますか？（MSM）
- 肛門性交やオーラルセックスはありませんか？
- 排尿時痛はありますか？
- 血尿はありますか？　など

病歴聴取の裏側 ➡ **発症メカニズムを意識する！**

- **黒色便** ▶ 胃十二指腸潰瘍からの出血を考えます。

- **過去の手術歴** ▶ 腸閉塞（癒着性）に強く関係します。
- **強いストレス** ▶ 胃十二指腸潰瘍，過敏性腸症候群などに関連します。
- **暴飲暴食，アルコール多飲** ▶ 急性膵炎・アルコール性ケトアシドーシスに関与。
- **何度も嘔吐** ▶ 食道破裂の原因になります。
- **目の痛み** ▶ 緑内障は眼圧の上昇から嘔気もよく併発しますね。
- **耳鳴り，難聴，めまい** ▶ メニエール病はよく嘔吐します。
- **心疾患の既往** ▶ 心不全は盲点ですね。
- **海外旅行** ▶ 急性腸炎，動植物との接触などが考えられます。
- **高い山に短い行程での登山** ▶ 高山病（登山経験があまりない人に起こりがちです）。
- **生カキ，生水，MSM** ▶ 急性 A 型肝炎を考えての質問です。
- **性風俗，コンドームなしの性交渉** ▶ 急性 B 型肝炎を考えての質問です。
- **メンタルの問題** ▶ うつ，不安神経症，身体表現性障害などを考えての質問です。
- **自殺企図** ▶ 農薬中毒，薬物中毒などはかなり特殊ですが，状況判断も必要です。
- **妊娠** ▶ 言わずと知れた悪阻です。
- **糖尿病** ▶ 糖尿病性ケトアシドーシスを考えましょう。
- **頭痛** ▶ 片頭痛，脳出血，脳梗塞，脳腫瘍，脳膿瘍など多種多彩です。
- **喫煙歴，胸痛** ▶ 心筋梗塞などの急性冠症候群。
- **腹痛** ▶ 腸閉塞，急性膵炎，急性胆嚢炎，胃十二指腸潰瘍などを考えます。
- **悪性腫瘍** ▶ 化学療法・放射線治療などは嘔気につながります。
- **内服薬** ▶ あらゆる薬剤で嘔気・嘔吐の副作用があります。
- **排尿時痛，血尿** ▶ 膀胱炎を考えます。

4 鑑別診断を進める身体所見

　悪心・嘔吐は鑑別診断から考えても，特異的なものでない限り，特別な身体所見はないです。ただ，消化器，循環器，神経，腎臓，泌尿器，呼吸器，内分泌・代謝，眼科，耳鼻科，精神科，中毒・環境など多領域の総合診断が必要になる場合がありますので，初期研修で学んだすべてのテクニックをつぎ込んでいくべきです。無論，1人で全部やるのはむりかもしれません！

Data Book

　嘔気・嘔吐に関する診断精度に関する論文は少ないのですが，すこし役立ちそうなデータがあります（**表2**）。

表2 悪心・嘔吐と腹痛の組み合わせと各疾患の診断に関する感度・特異度

臨床所見	診断	感度・特異度
嘔吐の前に腹痛がある	急性虫垂炎	感度 99%，特異度 64%
腹痛に悪心がある	急性虫垂炎	感度 58%，特異度 37%
腹痛に悪心がある	急性虫垂炎	感度 51%，特異度 45%
腹痛に悪心がある	急性胆嚢炎	感度 77%，特異度 36%
腹痛に嘔吐がある	急性胆嚢炎	感度 71%，特異度 53%
嘔吐によって腹痛が改善	腸閉塞	感度 27%，特異度 94%

(Anderson WD 3rd et al：Evaluation of nausea and vomiting：a case-based approach. Am Fam Physician 15：371-379, 2013 より作成)

やはり，悪心・嘔吐では診断につながる所見が少ないのですが，腹痛と絡めるとこうしたデータが出てくるのですね。

5 確定診断にむけてのキレキレ検査の組み立て

悪心・嘔吐で検査結果が役立つのは電解質やアシドーシスでしょうか？

モダリティは超音波，CT，MRI などになると思います。どの検査を実際行うのかという点で，検査前確率がとても大切です。どこまでの yield があるのかも考える必要があります。状況によっては，心電図，胸部単純 X 線撮影も大事ですね。

- 血液検査(WBC, RBC, Hb, Ht, Plt) ▶ 炎症所見・貧血のチェック・DIC のチェックに使用します。
- CK，LDH ▶ 心筋梗塞，上腸間膜動脈血栓症など。
- Ca ▶ 検査項目として漏れやすい項目ですから，意識してクリックする必要があります。
- 膵酵素(Amylase, Lipase) ▶ 急性膵炎で上昇。リパーゼの方が特異的です。
- CRP ▶ 炎症・腫瘍・骨折なんでもあり。CRP での鑑別は悪心・嘔吐では難しい。
- 血液ガス ▶ アシドーシス・尿毒症の評価に大切です。
- 尿検査 ▶ 血尿と白血球尿を評価する。沈渣を診て尿路感染なら培養検体も提出する。
- 妊娠反応 ▶ 女性で疑う場合には確実に行いましょう。
- 心電図 ▶ 心房細動，心筋梗塞，薬物中毒で三環系抗うつ薬による QT 延長などのチェックをするときには必ず施行しましょう。
- 胸部単純 X 線写真 ▶ 肺炎，心不全，大動脈解離，free air のチェックをする。基本は立位 or 坐位がいいです。

- 腹部 US ▶ 胆石，総胆管結石，膵炎，腎結石，大動脈瘤などを評価する。
- 頭部 CT，脳 MRI ▶ 脳出血，脳梗塞，硬膜下血腫，硬膜外血腫，クモ膜下出血などを評価する。
- 腹部骨盤部 CT ▶ 腸閉塞，急性胆嚢炎，急性膵炎，大腸憩室炎，上腸間膜動脈血栓症，などなど，1 つひとつの疾患の有無を確認するように，疑っている病気をどうすれば見逃さないようにできるかを身につけることが重要である。

6 悪心・嘔吐あるある症例

悪心・嘔吐の common な疾患です。

症例　76 歳，女性

主　訴	嘔吐・腹痛
現病歴	1 週間前に夜寝ているときに突然，腹痛出現したがすぐに改善した。その後，日常生活のなかで腹痛があり，痛みが徐々に強くなってきたため，一昨日，近医受診した，内服薬を 2 種類処方され，1 カ月後に胃カメラを予定された。この日は自分で歩いて行くことができた。昨日は，問題なかったが，本日，朝から腹痛が増強してきて，16 時半頃から，4 回嘔吐があった。近医に連絡したものの，既に診療時間が終わっていたため 119 番通報し，救急要請した。救急車内でも 1 回嘔吐した。最終排便：本日の昼で，普通便。下痢なし。放屁あるが，いつもより回数は少ない印象であった。
既往歴	過去に帝王切開で 2 回出産歴あり 18 歳：虫垂炎(手術) 糖尿病・高血圧なし・脂質異常症あり
内服薬	不明
アレルギー	なし
職業・社会歴	主婦，独居，ADL は full
嗜好歴	タバコ：なし，アルコール：なし

身体所見	BP：142/98 mmHg，HR：100/min，SpO$_2$：100%（room air），BT：36.8℃ 貧血：なし，黄疸：なし，頸部LN：なし，咽頭発赤なし 心音：雑音なし・整，呼吸音：wheeze・crackleなし 腹部：膨満あり，腹部全体に圧痛あり，臍のあたりが最強点，筋性防御あり，反跳痛なし，正中に手術痕あり Murphy徴候（－），McBurney圧痛点（－），Lanz圧痛点（－） CVA：－/－
血液検査・血算	WBC：11,700/μL，Lymph：6.2%，Mono：6.2%，Neut：86.9%，Eosino：0.3%，Baso：0.4%，RBC：574×10^4/mm^3，Hb：17.8 g/dL，Hct：50.9%，MCV：88.7 fl，MCH：31.0 Pg，MCHC：35.0 g/dL，Plt：33.5×10^4/μL
血液検査・生化学	TP：9.37 g/dL，Alb：4.69 g/dL，CK：53 U/L，AST：248 U/L，LDH：405 U/L，ALP：953 U/L，γGTP：464 U/L，Amy：43 U/L，Cr：0.69 mg/dL，BUN：17.4 mg/dL，BG：163 mg/dL，Na：139 mmol/L，K：3.5 mmol/L，Cl：100 mmol/L，T-Bil：1.48 mg/dL，CRP：2.72 mg/dL
尿検査	潜血（－），蛋白（－），糖（－），ケトン体（－），白血球定性（－），亜硝酸塩（－）
便検査	施行せず
アセスメント	過去に手術歴のある方の，腹痛・悪心・嘔吐・便通障害ですね。

■：異常高値，■：異常低値

この症例を見て……

 検査結果あるある

胆道系酵素の上昇と白血球，CRPの上昇がありますが，騙されてはいけません！

診断推論あるある

この結果で発熱，右上腹部痛があるとなれば，急性胆嚢炎や胆管炎でもいいのですが，嘔吐していて腹部膨満があるので，これは，血液検査結果で診断を詰める病気じゃないですね。

 診断へのアプローチ

胸部単純X線撮影，心電図，US，CT撮影がルーチンですね。

胸部単純X線撮影と心電図は異常なし。腹部骨盤部造影CTを見てみましょう（図1）。あらま〜という感じですね。

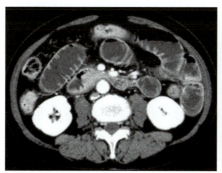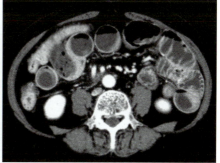

図1 腹部骨盤部造影CT

MPR（図2）も見てみましょう。胃も小腸もパンパンですね！

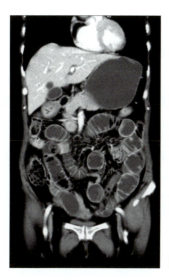

図2 腹部骨盤部造影CT（MPR）

── あるある診断

診断は癒着性腸閉塞でした。まあ，これは嘔吐・腹痛ではあるあるですね。

7 想定範囲を超えたヤバヤバ症例

悪心・嘔吐で救急外来に受診された患者さんですが，なかなか大変な状況でヤバヤバだった症例を提示します。

症例	42歳，男性
主訴	悪心，嘔吐，口渇，左胸痛
現病歴	6カ月前より発熱・下痢・軽度の腹痛あり。両肩がずっしりと重く変な風邪だなと思っていた。その後も2日間，39℃台の発熱あり。一昨日には，一度，解熱したが近医受診し，血液検査施行し，CRPが4だった。抗菌薬(CTRX)の点滴をされて，内服のレボフロキサシン(LVFX)を処方されて帰宅した。帰宅後も，決して本調子ではないが体調が改善傾向となり，食事摂取することができた。ただし，昨夜より，また体調不良となり，今度は，口渇・多尿を自覚した。夜中には1時間ごとに飲水とトイレに行くようになり，同時に左季肋部の鈍痛も自覚するようになった。本日朝より，嘔吐3回あり，水を少し飲むだけでも，悪心がひどく，飲水もできなくなった。かかりつけ医に相談したところ，救急外来に受診したほうがよいと判断され，自分で救急外来に受診した 左前胸部に手掌大に圧迫されるような痛みが持続する。 移動なし，放散なし。増悪寛解因子なし。口渇著明 最終飲食：昨夕，野菜サラダ。昨日はお茶と水しか飲んでいない。本日も水分しか摂取せず。いまは悪心がひどく水も飲めない
既往歴	痛風・高尿酸血症あり 糖尿病・高血圧・脂質異常症なし(過去に耐糖能異常の指摘なし) 今年の健診でHbA1cも血糖ともに正常と言われた
内服薬	フェブリク®
アレルギー	なし

職業・ 社会歴	大工　ADL：full
嗜好歴	タバコ：20本/日×15年（16～30歳），アルコール：なし
身体所見	BP：108/68 mmHg，HR：118/min，SpO$_2$：99%（room air），RR：18/min，BT：36.9度，意識清明 貧血：なし，黄疸：なし，頸部LN：なし，咽頭発赤なし，頸静脈怒張なし 心音：雑音なし・整， 呼吸音：wheeze・crackleなし 腹部：平坦かつ軟，右季肋部に軽度違和感あり，Murphy徴候なし 圧痛なし，筋性防御なし，反跳痛なし，CVA：－/－
血液検査・ 血算	WBC：15,800/μL，Lymph：8.8%，Mono：9.1%，Neut：81.5%，Eosino：0.1%，Baso：0.5%，RBC：536×10^4/mm^3，Hb：16.0 g/dL，Hct：49.9%，MCV：93.1 fl，MCH：29.9 Pg，MCHC：32.1 g/dl，Plt：25.3×10^4/μL
血液検査・ 生化学	TP：8.58 g/dL，Alb：4.78 g/dL，CK：208 U/L，AST：28 U/L，ALT：76 U/L，LDH：250 U/L，ALP：401 U/L，γGTP：254 U/L，Amy：100 U/L，Cr：1.33 mg/dL，BUN：37.5 mg/dL，BG：579 mg/dL，Na：131 mmol/L，K：6.7 mmol/L，Cl：94 mmol/L，T-Bil：0.57 mg/dL，CRP：4.77 mg/dL
尿検査	潜血（＋），蛋白（±），糖（1＋），ケトン体（4＋），白血球定性（－），亜硝酸塩（－）
便検査	施行せず
アセスメント	あらま，血糖579って，これはすごいことになってますね。

■：異常高値，　■：異常低値

この症例を見て……

あるあると思いきゃあれあれ？　検査結果の第一印象

最初は胃腸風邪のような感じだったのに，だんだん，話が変わってきています。

 ### キレキレ結果解釈

既往歴に糖尿病はないのに，血糖が579ってことは劇症型？　感染症に引き続いて発症したということか……

 ### キレキレプラン

血液ガス，血中ケトン，HbA1c，浸透圧などののチェックをしてICU管理を依頼しよう！

　静脈血液ガスはpH：7.09, pCO₂：31.2, pO₂：43.1, HCO₃⁻：9.1, BE：−20.6, Glu：550, Lactate 33。

　完璧な代謝性アシドーシス！　Anion Gap 28 mEq/Lで乳酸が高くないから，これは糖尿病性ケトアシドーシス！

　血中ケトン：6.4, HbA1c（NGSP）：6.2%, 血清浸透圧：327 mOsm（275～290），C-ペプチド：0.07 ng/mL（0.74～3.18），抗GAD抗体：7.5 U/mL（<5），インスリン抗体：0.4（≦0.4）。

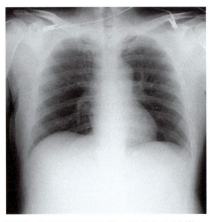

図3　胸部単純X線像：明らかな異常なし

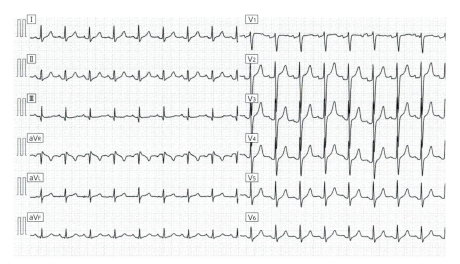

図4 心電図

図3, 4は問題はなさそうですね．CTは今回の診断に有用ではないですね．

── 悪心・嘔吐　激ヤバ診断

　診断は**劇症1型糖尿病・糖尿病性ケトアシドーシス（DKA）**でした．高血糖，アニオンギャップ開大性アシドーシス，高ケトン血症で診断されました．感染症後からの劇的な状況で，多飲多尿，嘔吐，腹痛と症状が進んでおり，典型的な糖尿病性ケトアシドーシスのように思います．でも，目の前で見ているとちょっとやばい感じがします．

── 激ヤバ症例からのあるある教訓！

　本書は消化器診療の本ですが，やはり，このDKAだけは外せません．糖尿病性ケトアシドーシスが，糖尿病のある人から起こると思っていると大間違いです．ある日，突然，やってくることもあります．逆に高血糖で紹介されて，腹痛があるようなときにもDKAは考えるべきです！

8 まとめ

　悪心・嘔吐は，本当に，いろいろな分野のいろいろな病態で起こりうる症状ですので，決め手がなかなか難しい場合もあります．でも，なんだか，わからないから，多分，胃腸炎なんだろうな？　と簡単に診断をつける習慣をもってしまうと，きっといつか，しっぺ返しを食らうような気がします．重症感を確認しながら，1つひ

とつ丁寧に見ていくしかないのが悪心・嘔吐だと思います。

コラム あるある！臨床現場

　DKA のような症例では，腹痛・嘔吐であっても，真っ先に CT に行くようなことは避けたいですよね。やっぱ，決め手は血液ガスです！　血液ガスをどんな状況で検査すべきかを普段から学んでおき，ここは調べるべきとき！　となったときに，失敗せずに採取できるトレーニングが初期研修中では重要です！

コラム あるある！臨床現場

　イレウス＝腸閉塞か？　実は違います！　イレウスは麻痺性の状況のみに使用する用語なので，「麻痺性イレウス」はあっても，麻痺性腸閉塞はありません。一方，閉塞機転がある場合には「腸閉塞」になります。ついつい，絞扼性イレウスとか，糞便イレウスと言ってしまいがちですが，正確には「絞扼性腸閉塞」，「糞便性腸閉塞」が正しい用語になります。気をつけましょう！

(急性腹症診療ガイドライン出版委員会：急性腹症診療ガイドライン 2015，医学書院，2015，p16 より)

3 | 胸やけ・胸部不快感

1 胸やけ・胸部不快感の患者が来院したら

　胸やけ＝逆流性食道炎！　はい，おそらくほとんどの場合が，ピンポン正解！ですが……絶対にそれだけか？　というと，そうではないですね。しかも，胸やけという症状は人によって表現の仕方が違って，ばらばらなんです。すなわち，逆流性食道炎の診断は決して容易ではありません。ここでは，心臓のことまで含めてしまうと消化器あるあるではなくなってしまうので，あくまで心臓以外（non-cardiac chest pain）で考えていきます！

2 敵を知る ＜鑑別疾患のリストアップ

　まずは鑑別診断を考えます（**表1**）。

表1　胸やけ・胸部不快感の鑑別診断

• 逆流性食道炎	• 食道がん
• 特発性食道破裂	• 慢性胃炎
• 胃十二指腸潰瘍	• 急性胆囊炎
• 胆石発作	• 膵がん
• 急性膵炎，慢性膵炎	• 胸膜炎
• 肺炎	• 自然気胸
• 肺塞栓症	• 大動脈瘤
• 肺がん	• 大動脈弁狭窄症
• 大動脈解離	• 肋骨骨折
• 肋軟骨炎	• 帯状疱疹
• 剣状突起症	• 肋間神経痛
• Tietze 症候群	• パニック障害
• 身体表現性障害	• その他
• 食道炎（カンジダ性，放射線治療後など）	

3 鑑別診断を進める病歴聴取 ＜ぼーっと聞いてちゃだめよ！

　疾患のキーワードを意識して聞くべき項目をよく考えて，攻める問診をしていきましょう！

胸やけ・胸部不快感で鑑別診断を進めるために聞かなきゃいけない病歴

- 食後，すぐに横になるような習慣はありますか？
- ベルトをきつく締める習慣はありますか？
- 炭酸飲料は好きですか？
- チョコレートなどの甘いお菓子が好きですか？
- 胸やけ感を感じますか？（胸が焼けるような感じが実際にありますか？）
- 胸やけとは言えなくても，何か，胸にあるような，つっかえているような感じがありますか？
- ピロリ菌の除菌をしたことはありますか？
- 最近，強いストレスを感じるようなことはありましたか？
- 黒色便は出たりしていませんか？
- 暴飲暴食などはありませんでしたか？
- アルコールをたくさん飲んだ覚えはありますか？
- 最近，食後などに嘔吐を何度も繰り返したことはありませんか？
- タバコは吸いますか？（1日何本，喫煙年数）
- どこかピンポイントで不快な場所がありますか？　など

病歴聴取の裏側 ▶ 発症メカニズムを意識する！

- 食後すぐに横になる，ベルトをきつく締める，炭酸飲料が好き，甘いもの好き ▶ 逆流性食道炎のリスクが高まります。
- ピロリ菌の除菌歴あり ▶ 逆流性食道炎悪化のリスクです。
- 強いストレス ▶ 胃十二指腸潰瘍のリスクです。
- 黒色便 ▶ 胃十二指腸潰瘍を含む上部消化管出血の証拠になる可能性があります。
- 暴飲暴食，アルコール多飲 ▶ 急性膵炎のリスクです。
- 何度も嘔吐した ▶ 食道破裂のリスクです。吐血ならばMallory-Weiss症候群の発症にもつながります。
- タバコ ▶ 心筋梗塞，食道がん，肺がんのリスクです。
- ピンポイントで痛い場所がある ▶ 逆流性食道炎よりはむしろ，肋間神経痛のような，筋骨格系の痛みのような印象になります。
- 胸部に接する放射線治療をしていた ▶ 放射線性食道炎を考えます。

4 鑑別診断を進める身体所見

　　胸やけ・胸部不快感は，本当に局在がはっきりしません。どこか，ピンポイント

でここが痛い場所として指し示すことができるようなときは，筋骨格系の痛みのような印象があります。

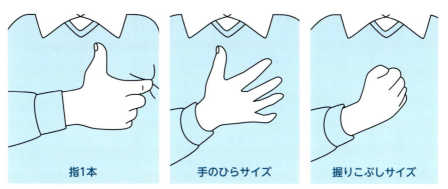

図1 胸痛のサイズ
（横江正道：この1冊で極める胸痛の診断学．文光堂，2019，p128 より転載）

　厳密には身体所見とは言えませんが，患者さんが指し示す痛みの範囲は実は鑑別に有効ともいえます（図1）。痛みの場所がピンポイントで，指先で示すことができる痛みの場合は，肋間神経痛，胸壁や胸膜の異常，心因性などを考える。片側で肋骨に沿ったような痛みでは，肋間神経痛や帯状疱疹を考えます。

　握りこぶし大，手のひら大の痛みのときには冠動脈疾患を考えます。Levine sign と呼ばれています。3 cm 以内と痛みの範囲が狭い場合は，冠動脈疾患は否定的と考えられています。

Data Book

　逆流性食道炎と診断するうえで，患者さんに前もって用紙を渡しておいて自己評価していただく方法もあります（表2）。

表2　逆流性食道炎に対するFスケール問診票

	質　問	ない	まれに	時々	しばしば	いつも
1	胸やけがしますか？	0	1	2	3	4
2	おなかがはることがありますか？	0	1	2	3	4
3	食事をした後に胃が重苦しい（もたれる）ことがありますか？	0	1	2	3	4
4	思わず手のひらで胸をこすってしまうことがありますか？	0	1	2	3	4
5	食べたあと気持ちが悪くなることがありますか？	0	1	2	3	4

6	食後に胸やけがおこりますか？	0	1	2	3	4
7	喉(のど)の違和感(ヒリヒリなど)がありますか？	0	1	2	3	4
8	食事の途中で満腹になってしまいますか？	0	1	2	3	4
9	ものを飲み込むと，つかえることがありますか？	0	1	2	3	4
10	苦い水(胃酸)が上がってくることがありますか？	0	1	2	3	4
11	ゲップがよくでますか？	0	1	2	3	4
12	前かがみをすると胸やけがしますか？	0	1	2	3	4

8点での感度は62%，特異度は59%(一致率60%)，10点での感度は55%，特異度は69%(一致率63%)。

5 確定診断にむけてのキレキレ検査の組み立て

　胸やけ・胸部不快感の検査で最終的に逆流性食道炎を考えているのであれば，もう，それは胃カメラしかありません。よって，他の検査は除外のために行うことになりそうです。

- 血液検査(WBC，RBC，Hb，Ht，Plt) ▶ 炎症所見，貧血のチェック
- 膵酵素(Amylase，Lipase) ▶ 急性膵炎，慢性膵炎急性増悪で上昇。リパーゼのほうが膵に特異的
- CRP ▶ 炎症，腫瘍，骨折なんでもあり。CRPだけで胸やけ・胸部不快感を鑑別するのは難しい
- ヘリコバクターピロリ菌の検査 ▶ 胃潰瘍や胃がんのことまで考えるときにはありです
- 心電図 ▶ ACSのチェック
- 胸部単純X線写真 ▶ 肺炎，肺がんのチェックする。縦隔気腫もチェックする
- 腹部US ▶ 胆石，総胆管結石，胆管拡張像，膵炎などを評価する

6 胸やけ・胸部不快感あるある症例

　胸やけ・胸部不快感のcommonな疾患です。

症例	31歳，男性
主訴	胸やけ
現病歴	1カ月前くらいから，ふとしたときに，何か，胸がつかえるような，じりじりとするような不快な感じがした。嘔気や嘔吐はない。これを胸やけ感と言っていいのかわからず，しばらく薬などは飲まずにいた。症状があるときに水を飲んだりしても改善はしなかった。あまりにも嫌な感じが続くため，胃カメラをしたほうがよいと思い，消化器内科に受診した
既往歴	特記すべきことなし 糖尿病・高血圧・脂質異常症なし
内服薬	なし
アレルギー	花粉症
職業・社会歴	医師
嗜好歴	タバコ：なし，アルコール：なし コーラが大好き（1〜2本/日，毎日，18年）
身体所見	BP：110/82 mmHg，HR：76/min，SpO$_2$：99%（room air），BT：36.3℃，意識清明 貧血：なし，黄疸：なし，頸部LN：なし，咽頭発赤なし 心音：雑音なし・整，呼吸音：wheeze・crackle なし 腹部：平坦かつ軟，圧痛なし，筋性防御なし，反跳痛なし，CVA：なし 直腸診：施行せず
血液検査・血算	特記すべき異常なし
血液検査・生化学	特記すべき異常なし
尿検査	施行せず
便検査	施行せず

| アセスメント | 炭酸好きか!? |

この症例を見て……

検査結果あるある

検査結果に異常がないけど，症状があるのだから正常じゃない。

診断推論あるある

逆流性食道炎だろうね！　でも，NERDかもしれない！

診断へのアプローチ

本人も希望しているので，胃カメラやるかな？

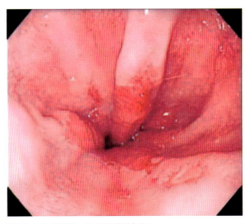

図2　上部消化管内視鏡検査

年齢の割には所見が結構，はっきりしていますね（図2）。

あるある診断

診断は逆流性食道炎（ロサンゼルス分類：B）でした。まあ，これはあるあるですね。内視鏡所見もあり，症状もあるので，逆流性食道炎です（図3）。

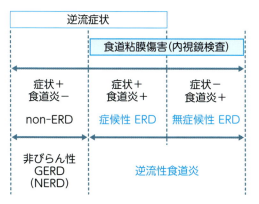

ERD：erosive reflux disease

図3 GERDの分類
(岩切勝彦：胃食道逆流症(GERD)．日本医事新報社，電子コンテンツより引用
https://www.jmedj.co.jp/premium/treatment/2017/d050103/)

7 想定範囲を超えたヤバヤバ症例

胸やけ・胸部不快感でご紹介をいただいた患者さんですが，予想を超える結末を迎え，かなりあせった症例を提示します。

症例 74歳，男性

主訴	胸やけ，発熱
現病歴	1カ月前頃より発熱・頭痛・睾丸痛あり，近医の泌尿器科クリニックを受診した。診断ははっきりとは言われなかったが，レボフロキサシンを処方され帰宅となった。その後，睾丸痛は改善したが，解熱せず，同クリニックを再受診するも，再度レボフロキサシンとアセトアミノフェンが処方された。やはり，その後も解熱しないため，5日前に当院泌尿器科などを受診するが，いずれも「問題なし」と判断された。その結果，発熱は改善せず，発熱時に胃がすこしむかむかすることもあり，総合内科の外来受診となり，不明熱の精査目的で入院となった。

	ROS（＋）：寝汗, 胃のむかむか感（特に発熱時に自覚するとのこと） ROS（－）：体重減少，眼脂，眼痛，視力低下，耳鳴，難聴，頭痛，咽頭痛，鼻汁，咳嗽，喀痰，胸痛，呼吸困難，腹痛，嘔気・嘔吐，下痢，食欲低下，頻尿，残尿感，睾丸痛，関節痛，腰痛，歯科処置，同性との性交渉歴，風俗店での性的交遊歴
既往歴	68 歳：直腸がん（腹腔鏡下直腸切断術・人工肛門造設術施行） 70 歳：前立腺がん（経尿道的前立腺切除術施行後，一時的にビカルタミドを内服したが，現在は終了） 高血圧あり（内服治療なし），糖尿病・脂質異常症なし 生体内に医療用器具・金属などなし
内服薬	レボフロキサシン，アセトアミノフェン
アレルギー	なし
職業・ 社会歴	塾講師
嗜好歴	タバコ：20 本/日×30 年（60 歳で禁煙），アルコール：なし
身体所見	BP：115/74 mmHg, HR：60/min, SpO$_2$：98%（room air），BT：37.2℃ 貧血：なし，黄疸：なし，頸部 LN：なし，咽頭発赤なし 心音：雑音なし・整，呼吸音：wheeze・crackle なし 腹部：平坦かつ軟，圧痛なし，筋性防御なし，反跳痛なし McBurney 圧痛点（－），CVA：－/－ ストマ周辺に異常なし 前立腺や睾丸に圧痛なし 皮疹なし
血液検査・ 血算・凝固 検査	WBC：12,900/μL（Neut：72.7%, Lymph：19.2%, Mono：5.9%, Eosino：1.9%），RBC：356×10^4/μL, Hb：10.6 g/dL, Ht：32.3%, MCV：90.7 fL, MCH：29.8 pg, MCHC：32.8%, Plt：48.2×10^4/μL, PT：13.3 秒, PT%：86.3%, APTT：35.2 秒
血液検査・ 生化学	TP：6.84 g/dL, Alb：2.16 g/dL, ALT：26 IU/L, LDH：197 IU/L, BUN：13.6 mg/dL, Cr：0.82 mg/dL, CK：86 IU/L,

	Glu：102 mg/dL, Na：139 mEq/L, K：4.3 mEq/L, Cl：100 mEq/L, CRP：26.09 mg/dL, PSA＜0.2 mg/dL
尿検査	潜血（1＋）蛋白（1＋）糖（－）ケトン体（－），白血球定性（－），亜硝酸塩（－）尿沈渣；RBC 10〜19 個/HPF, WBC 1〜4 個/HPF, 細菌（－）
便検査	ヒトヘモグロビン：陰性
アセスメント	不明熱だから炎症高値はありありなんだけど，つかみどころがない……

　　　　　　　　　　　　　　　　　　　　　　　　：異常高値，　　：異常低値

この症例を見て……

あるあると思いきやあれあれ？ 検査結果の第一印象

ひたすら炎症値が高い。臓器特異的なものがない。

キレキレ結果解釈

でも，敗血症とかじゃないから，おとなしい菌？　ということは GPC（グラム陽性球菌）？　つまり IE（感染性心内膜炎）??……

キレキレプラン

血液培養 3 セット，心エコー（TTE），状況に応じて経食道心エコー，でも，胃のむかむかもあるから，胃カメラもやるかどうか。

　血液培養は 2 セット陰性。胸部単純 X 線像（図 4）は特記すべき異常なし。胃カメラ（図 5）……あら，これはカンジダ食道炎ですね。これが胸やけの原因か！
　抗真菌薬の投与で，胸やけ感も改善し，解熱もしたので，これが今回の原因だったと考えました。

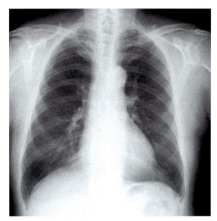

図4 胸部単純X線像

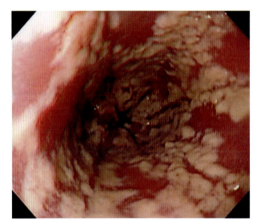

図5 上部消化管内視鏡検査

── 胸やけ・胸部不快感　激ヤバ診断

　診断はカンジダ食道炎でした。逆流性食道炎ねらいの胃カメラで思わぬ病変に遭遇しました。でも，胸やけはこれで理解できるけど，なぜにカンジダ食道炎になった？　この人，免疫不全ある？　ステロイドは使ってないぞ，え，AIDS??

── 激ヤバ症例からのあるある教訓！

　単に内視鏡所見に満足して終わってはいけません。もちろん，治療は抗真菌薬を開始しましょう。でも，なぜ，カンジダ食道炎になるのかを考えなくていけないですね。実はこの患者さんはその後のフォローアップで，半年後に，悪性腫瘍が顕在化してきました。すなわち，おそらく，このカンジダ食道炎が出現したころにはすでに目には見えないレベルの悪性腫瘍があり，免疫不全をきたしていたと思われま

す。病気の発生のメカニズムを突き詰めていくことがキレキレ Dr. への道です。

8 まとめ

　胸やけ＝逆流性食道炎はほぼほぼ正解と言っていいとは思うのですが，一点張り
は禁物です。疑った症例全部に胃カメラをやるのも，医療経済的に問題があるで
しょうから，検査前確率を意識して，評価をするのが大切だと思います。

コラム あるある！臨床現場

　ピロリ菌の検査はいろいろあって，どれを選ぶとよいのかわからないという方
もいるでしょう。方法によって，利点・欠点があります。詳細な感度・特異度は日
本ヘリコバクター学会のガイドラインを参照してください。

　ただし，最近の Choosing Wisely では *H. pylori* の感染を評価する上で，血清
抗体での検査は活動性の高い *H. pylori* を評価する上で，感度・特異度が低く，推
奨されず，尿素呼気テストまたは便中抗体を推奨しています。

(Choosing Wisely : American Society for Clinical Pathology. http://www.choosing
wisely.org/clinician-lists/american-society-clinical-pathology-serology-for-h-pylori/より)

4 | 下痢

1 下痢の患者が来院したら

　下痢は，腹痛と並んで患者さんがよくよく経験される症状です。でも，下痢になったからと言って，すぐに受診されるわけではないので，下痢が主訴で来られる多くの方は，おそらく，よっぽど困っておられる方ではないかと想像します。あとは，腹痛と嘔吐に加えて，下痢もあってという3症状そろい踏みのような方もいるでしょう。でも，ここに発熱が加わると，より重篤感が出てきます。さて，下痢あるあるを考えていきましょう。

2 敵を知る 鑑別疾患のリストアップ

　まずは鑑別診断を考えます（表1）。急性下痢と慢性下痢ですこし対応が変わるのでわけて考えてみましょう。

表1　下痢の鑑別診断

急性下痢
- ウイルス性腸炎（ノロ・ロタ，その他）
- カンピロバクター腸炎
- ウェルシュ菌感染症
- アメーバ性大腸炎
- 腸チフス
- 旅行者下痢症
- サルモネラ腸炎
- 腸炎ビブリオ腸炎
- コレラ
- 赤痢菌感染症
- 大腸菌感染症（O-157など）
- HIV感染症

慢性下痢
- 過敏性腸症候群
- *Clostridium difficile* 腸炎（CDI）
- 大腸がん
- 放射線性腸炎（放射線治療後）
- カルチノイド症候群
- Collagenous colitis
- ソルビトール（ガム・アメ・ミント）
- 下剤内服
- ジゴキシン内服
- 腸結核
- 吸収不良症候群
- 虚血性腸炎
- ガストリノーマ
- ループス腸炎
- 栄養サプリメント
- フルクトース
- SSRI内服
- その他

3 鑑別診断を進める病歴聴取 ← ぼーっと聞いてちゃだめよ！

　疾患のキーワードを意識して聞くべき項目をよく考えて，攻める問診をしていきましょう！　「なまもの食べましたか？」という質問は，適切な回答を患者さんからもらえない可能性が高いので，お勧めしません！　なまものって，人によって違いますよね？

下痢で鑑別診断を進めるために聞かなきゃいけない病歴

\<急性下痢\>

・下痢の色は白色？　緑色？　真っ赤？　でしたか？

・発熱や腹痛はありますか？

・何か最近，お寿司とかお刺身とか食べる機会がありましたか？

・いつごろ，お寿司，お刺身を食べましたか？

・どこで，お寿司，お刺身を食べましたか？（お寿司屋さん，スーパーで買った？）

・釣った魚を自分でさばいて食べたりしていませんか？（もしくはもらった魚）

・生カキを食べたりしましたか？

・生卵を食べることはありますか？（たまごかけご飯，すき焼きなど）

・最近，牛肉や鶏肉などを生（ユッケ，お刺身）で食べましたか？

・鶏のから揚げで真ん中のあたりが揚がっていないものを食べたりしていませんか？

・海外旅行に最近，行きましたか？　いつ？　どこへ？

・観光旅行ですか？　出張ですか？

・市街地や観光地以外に農村や山林に行きましたか？

・食事はレストランで食べたりしていましたか？　屋台などに行きましたか？

・現地で，何か生のものを食べましたか？（肉，魚，野菜サラダ）

・現地のお水を飲みましたか？

・ミネラルウォーターを頼みましたか？（軟水？　硬水？）

・旅行先で氷の入った水やジュースなどを飲みましたか？

・現地で下痢をしたり，発熱をしたりしたことはありませんでしたか？

\<慢性下痢\>

・便秘と下痢を繰り返すようなことはありますか？

・下血や血便はありませんか？

・周囲に結核の方はいますか？

・何かの感染症で抗菌薬を長期間，点滴や内服していませんか？

・お腹の手術をしたことはありますか？（膵臓摘出，腸の部分切除など）

・過去に急性膵炎に罹患したことはありますか？

・ダイエット用のミネラルウォーターを飲んでいませんか？（Contrex など）

- ローカロリーと称した人工甘味料の多く含まれた食品を食べていませんか？
- プロトンポンプ阻害薬を内服していませんか？
- がんの治療で骨盤内に放射線照射をしていませんか？
- 全身性エリテマトーデス（SLE）と言われたことはありますか？　など

病歴聴取の裏側 ➡ 発症メカニズムを意識する！

- **下痢の色** ▶ 白色：ノロ，ロタ。緑色：サルモネラ，カンピロバクター。赤：赤痢
- **発熱や腹痛がある** ▶ 細菌性腸炎全般ですが，赤痢が最も典型的
- **お寿司，お刺身** ▶ 腸炎ビブリオ，コレラ
- **釣った魚** ▶ 冷凍期間を経ていないので，アニサキスなどのリスクにもなります。
- **生カキ** ▶ ノロウイルス
- **生卵** ▶ サルモネラ（乳製品や肉製品も）
- **生の牛肉や鶏肉** ▶ カンピロバクター
- **不十分な加熱のから揚げ** ▶ カンピロバクター
- **海外旅行** ▶ 旅行者下痢症
- **現地での生野菜サラダ，氷の入ったジュース，水** ▶ 現地の水道水の可能性
- **ミネラルウォーター（軟水，硬水）** ▶ 硬水は下痢します。

＜慢性下痢＞

- **便秘と下痢を繰り返す** ▶ 過敏性腸症候群を示唆します。
- **下血や血便** ▶ 虚血性腸炎
- **周囲に結核の方** ▶ 腸結核
- **抗菌薬治療** ▶ *Clostridium difficile* 感染症（CDI）
- **腹部手術歴** ▶ 短腸症候群，膵分泌不全など
- **ダイエット用のミネラルウォーター** ▶ Contrex は硬水で Ca が多いので下痢します。
- **人工甘味料** ▶ 過剰摂取するとお腹が緩くなりますと書いてあります。
- **プロトンポンプ阻害薬** ▶ collagenous colitis を考えます。
- **放射線照射** ▶ 放射線性腸炎
- **全身性エリテマトーデス（SLE）** ▶ ループス腸炎ですが，もちろん，初発症状が下痢の場合もあります。

Data Book

表2 細菌性腸炎の原因微生物と潜伏期間，原因

原因微生物	分類	潜伏期間	原因食品・感染ルート
黄色ブドウ球菌	食品内産生毒素	30 分〜6 時間	手指感染(不衛生な調理)
ウェルシュ菌	生体内産生毒素	8〜24 時間	煮込料理(カレー・シチュー)
腸炎ビブリオ	細菌性	2〜48 時間	海産物・寿司・刺身
サルモネラ菌	細菌性	6〜48 時間	鶏肉，生卵
大腸菌	細菌性	1〜3 日	牛肉・ユッケ・生レバー
カンピロバクター	細菌性	2〜5 日	鶏刺身・たたき・牛ミンチ

　微生物の授業で習うような気がしますが，実はこれって，とても臨床的な話です(**表2**)。食べてから，すぐ症状が出始めているのか，数日たっているのかで，病原菌が違うのです。なので，カンピロバクターの可能性を考えるならば，昨日の食事内容だけを聞くのではなく5日前くらいまで範囲を広げて病歴聴取をしなくてはいけません。もっと言うと，きわめて短時間で症状を起こしているなら，それは毒素産生をする黄色ブドウ球菌を考えることになります。某大学の学祭のクレープや，ある学会のランチョンセミナーのお弁当が原因で多人数が病院に運ばれた事案を考えてみると，およそ原因微生物が想像されます。菌なんて加熱すれば死ぬでしょと思っている方もいると思いますが，毒素型は加熱しても食中毒になりうるのです。

4 鑑別診断を進める身体所見

　下痢は鑑別診断から考えても，身体所見よりも病歴で勝負です。だって下痢便の形や色，またどこが痛いからといって，サルモネラとカンピロバクターの鑑別はあまり進みません。何を食べた？　とかいつ食べた？　とかのほうが鑑別を進めることができます。抗菌薬がたくさん使われている，とかだと，すぐに想起できますよね！

　でも，お腹を触っても意味がないとは言ってませんよ！　板状硬とかになっていたりするといけないので，お腹はちゃんと触りましょう！　脱水の評価も確実にしましょう！

5 確定診断に向けてのキレキレ検査の組み立て

　下痢の診断に絶対的に有用な検査は，便培養です。腸管出血性大腸菌のベロ毒素（VT1/VT2）や，O-157 抗原の検査も，食物や旅行歴などの病歴聴取の中から，疑われる場合に補助診断として行われることが望ましいと思います。下痢に関しては，すごく特異的な検査方法というのは限られていると思います。

　白血球や CRP の高さでいろいろと鑑別ができるようなことはありません。プロカルシトニンで細菌性感染症を調べると言われる先生もいますが，多くがウイルス性腸炎であるのに，測定する意義がどこまであるのかはわかりません。よく考えてから行うほうがよいと思います。もちろん，血液検査をまったくしなくていいということではありません。脱水の評価はとても大切です。

　腹部骨盤部 CT も，腸がむくんでいて，「腸炎があるな～」とはわかるものの，これはビブリオだ！　とか，このむくみ方はサルモネラだ！　とかまでは言えません。*Clostridium difficile* を疑うときは CD トキシン検査を行いましょう。陽性になるまで，3 回は繰り返すくらいの気持ちで根気よく検査しましょう。

　つまるところ，病歴と培養が下痢においては，診断の大きなカギになります。

Data Book

CD トキシン検査：感度 60～83％，特異度 90～100％

(Cohen SH et al：Clinical practice guidelines for Clostridium difficile infection in adults；2010 update by the society for healthcare epidemiology of America (SHEA) and the infectious diseases society of America (IDSA). Infect Control Hosp Epidemiol 31：431-455, 2010 より)

　よって，1 回でも陽性になれば確定診断になるが，陰性でも除外はできない。検体量も大切で，紀州の梅干し大くらいの便を出さないと陽性率は上がらないと言われています。

コラム あるある！臨床現場

　Clostridium difficile 感染症（CDI）が本当に増えてきています。中には市中発症のケースもあり，院内感染ばかりが問題ではなくなってきているように思います。まずは，抗菌薬を長期間投与されているケースで疑います。下痢がないときでも，抗菌薬を長期間使っている中で発熱が出てきているのであれば，薬剤熱ととも

に積極的に疑います。かつては CD テストで評価していましたが，いまは CD ト
キシンで評価をします。感度が低く，特異度が高い検査なので，1 発で陽性ならば
それで確定診断でいいですが，1 回や 2 回陰性でも除外はできないので，疑ってい
るときには 3 回くらいやってもいいと思います。でも，まずは抗菌薬を中止する
ことが最も適切なのですが，せっかく良くなったのにいま，抗菌薬をやめる勇気が
ないという先生もいます。戦争は始めるのは簡単だけど，終えるのが難しい。まさ
にそんな感じです。

6 下痢あるある症例

下痢の common な疾患です。

症例　20 歳，女性

主　訴	下痢
現病歴	4 日前に鶏のささみの刺身を食べた。一昨日の朝から腹痛，下痢を自覚し，市販の胃薬を飲んで我慢していた。痛みには波があり，排便するとやや改善していた。本日，夜の 2 時になって，再び強い腹痛を自覚し，我慢できないほど痛いため 119 番通報し，救急搬送となった。妊娠の可能性はないとのこと。月経が始まったところ。28 日周期。お寿司やお刺身は食べていない。海外旅行にも行っていない。周囲に同じような症状の人はいない ROS（＋）：食欲低下 ROS（－）：咳・痰・嘔気・嘔吐・頭痛・胸痛・関節痛
既往歴	糖尿病・高血圧・脂質異常症なし 妊娠歴なし
内服薬	市販の胃腸薬
アレルギー	なし
職業・社会歴	大学生
嗜好歴	タバコ：なし，アルコール：なし

身体所見	BP：103/56 mmHg，HR：88/min，SpO$_2$：98%（room air），RR：18/min，BT：38.8℃，GCS：E4V5M6 貧血：なし，黄疸：なし，頸部 LN：なし，咽頭発赤：なし 心音：雑音なし・整，呼吸音：wheeze・crackle なし 腹部：平坦かつ軟，臍下〜右下腹部にかけて圧痛あり 筋性防御なし，反跳痛なし Murphy 徴候（−），McBurney 圧痛点（−），Lanz 圧痛点（−） CVA：＋/−
血液検査・血算	WBC：12,300/μL，Lymph：5.8%，Mono：2.2%，Neut：90.0%，Eosino：1.8%，Baso：0.2%，RBC：396×10^4/mm^3，Hb：11.1 g/dL，Hct：32.8%，MCV：28.0 fl，MCH：33.8 Pg，MCHC：13.4 g/dL，Plt：19.8×10^4/μL
血液検査・生化学	TP：6.72 g/dL，Alb：4.05 g/dL，CK：78 U/L，AST：19 U/L，ALT：9 U/L，LDH：147 U/L，ALP：140 U/L，γGTP：10 U/L，Amy：33 U/L，Cr：0.64 mg/dL，BUN：5.2 mg/dL，BG：106 mg/dL，Na：137 mmol/L，K：3.2 mmol/L，Cl：107 mmol/L，T-Bil：0.44 mg/dL，CRP：1.34 mg/dL，hCG：陰性
尿検査	潜血（3＋），蛋白（2＋），糖（−），ケトン体（3＋），赤血球 100/1＜，白血球 10-19/1，亜硝酸塩（−）
便検査	施行せず
アセスメント	鶏のささみの刺身ということなので……

■：異常高値，■：異常低値

この症例を見て……

 検査結果あるある

炎症反応高値と貧血がありますが，そこに関連性はあるだろうか？

診断推論あるある

消化管出血などがあるわけではなさそうなので，まずは下痢・腹痛から急性腸炎でよさそう。

 診断へのアプローチ

便培養を確実に行い，腹痛の鑑別を進める上で，腹部骨盤部のCT撮影を行う（図1）。

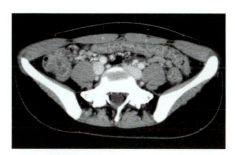

図1　腹部骨盤部造影CT

上行結腸～横行結腸がむくむくですね。
MPRも見てみましょう（図2）。

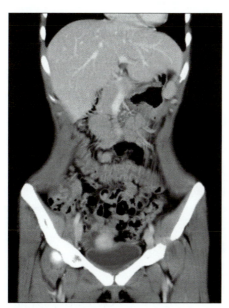

図2　腹部骨盤部造影CT（MPR）

広範囲で腸がむくんでいることがわかります。ほかの疾患はなさそうです。

便培養（後日判明）の結果 *Campylobacter jejuni*。

── あるある診断

診断は，カンピロバクターによる急性細菌性腸炎でした。
まあ，これは下痢あるあるですね。

7 想定範囲を超えたヤバヤバ症例

下痢で救急外来に受診された患者さんですが，なかなか大変な状況でヤバヤバ
だった症例を提示します。

症例	66 歳，男性
主 訴	下痢・発熱
現病歴	6 日前より熱感を自覚し，5 日前に 38℃の発熱があったため，近医を受診した。インフルエンザ迅速抗原検査が行われたものの陰性であった。解熱剤（カロナール）が処方されて帰宅となった。解熱しないため，その翌日（4 日前）も別の近医を受診した。血液検査を行ったところ，肝機能障害を指摘された。さらに翌日（3 日前）には，下痢が出現し，立て続けに 3 回も下痢したため，救急外来を受診した。入院するほどひどくないと判断され，帰宅となった。しかし，その後も発熱が持続するため，一昨日（2 日前）に消化器科クリニックに受診した。胃腸炎と診断され抗菌薬（フロモックス）を処方されて帰宅。しかし，その後も，まったく良くならないため，本日，総合内科に受診となった。 ROS（＋）：発熱，下痢 ROS（－）：咳，咽頭痛，痰，腹痛，関節痛
既往歴	高血圧あり，糖尿病・脂質異常症なし 十二指腸潰瘍（輸血歴あり） 高尿酸血症
内服薬	ミカルディス®，ウラリット®，ベネシッド®，フロモックス®，カロナール®

アレルギー	なし
職業・社会歴	ADL：full
嗜好歴	タバコ：20本/日×18年(18〜36歳) アルコール：缶ビール350 mL 1本/日
身体所見	BP：132/95 mmHg，HR：103/min，SpO$_2$：95%(room air)，RR：16/min，BT：39.9℃，意識清明 貧血：なし，黄疸：なし，頸部LN：なし，咽頭発赤：なし 項部硬直なし，Jolt accentuationなし 心音：雑音なし・整，呼吸音：wheeze・crackleなし 腹部：平坦かつ軟，圧痛なし，筋性防御なし，反跳痛なし，CVA：−/−，Murphy徴候なし 下肢浮腫なし，右足第4/5足趾間に白癬あり，Janeway lesion，Osler結節なし 関節炎所見なし
血液検査・血算	WBC：8,700/μL，Lymph：9.2%，Mono：5.4%，Neut：85.2%，Eosino：0.1%，Baso：0.1%，RBC：429×10^4/mm^3，Hb：13.1 g/dL，Hct：37.1%，MCV：86.5 fl，MCH：30.5 Pg，MCHC：35.3 g/dL，Plt：17.7×10^4/μL
血液検査・生化学	TP：6.69 g/dL，Alb：3.13 g/dL，CK：186 U/L，AST：80 U/L，ALT：104 U/L，LDH：262 U/L，ALP：417 U/L，γGTP：164 U/L，Amy：129 U/L，Cr：1.29 mg/dL，BUN：9.9 mg/dL，BG：130 mg/dL，Na：131 mmol/L，K：4.1 mmol/L，Cl：95 mmol/L，T-Bil：0.86 mg/dL，CRP：19.48 mg/dL
尿検査	潜血(±)，蛋白(1＋)，糖(−)，ケトン体(−)，白血球定性(1＋)，亜硝酸塩(−)
便検査	施行せず
アセスメント	下痢が主訴なのに，肝機能障害があるのはなんでだろう……

■：異常高値，■：異常低値

この症例を見て……

あるあると思いきやあれあれ？検査結果の第一印象

炎症反応高値と肝機能障害ならば，急性肝炎を考えるのが定石だと思うが黄疸はない。

 ## キレキレ結果解釈

1週間近く続いている発熱と下痢なので，急性腸炎と考えたいところだが，肝機能障害があること，腹痛がないことが，きわめて嫌な予感がする……。

 ## キレキレプラン

まずは，Fever-Work Upだけど，抗菌薬が入っているので，培養はすぐに取っても意味がないかも。胸部単純X線像（図3），心電図，腹部骨盤部CT，そして抗菌薬OFFして血液培養，尿培養を取り直ししましょう。

心電図では洞調律，異常なし。

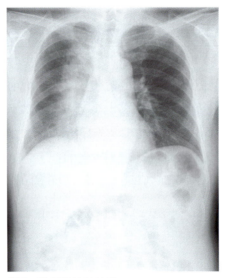

図3 胸部単純X線像

図3を見ると……あれ？？

急きょ，胸部を含めたCTに変更！ 胸部CT（図4），腹部骨盤部CT（図5）を行いました。

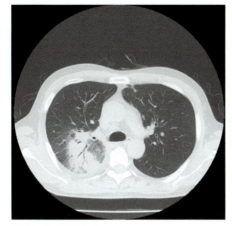

図4 胸部単純CT

あら，これは肺炎像ですね。ということは！

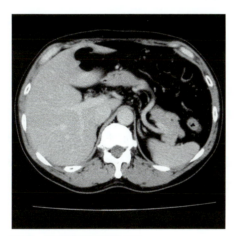

図5 腹部骨盤部造影CT

腹部は問題なし。

ということは，消化器症状がメインに出てくる肺炎ですので……尿検査・痰培養追加。

尿中肺炎球菌抗原（−），尿中レジオネラ抗原（＋）。

痰培養：Geckler 1群 α-Streptococcus（1＋）⇒有意な結果ではないですね。

― 下痢　激ヤバ診断

診断はレジオネラ肺炎でした。消化器症状が盛り沢山なのですが，肝機能障害と下痢というのが，おかしな組み合わせですよね。肝臓が悪くて腸がおかしくなるということもあまりないし，腸がおかしくて肝臓がおかしくなるというパターンもあ

まりないと思います。ここで登場するのがレジオネラ肺炎というダークホースで，消化器症状，高熱，肝障害，低ナトリウム血症と，ことごとくこの症例に特徴が合致します。

── 激ヤバ症例からのあるある教訓！

肺炎＝咳・痰・発熱と思っていると，ピットフォールに落ちます！　ルーチンワークで胸部単純X線像を撮ることがあるので，肺炎があることには気づくと思いますが，ぱっと，レジオネラ肺炎が想起できると素晴らしいと思います。

8 まとめ

下痢は，まさしく生活に直結していることが多いので，水，食べ物，薬剤を本当に丁寧に聞くべきです。検査からお出迎えというのも決して悪いとは言いませんが，医療経済を考えたときに，なんでもまず検査というのはいただけない時代です。確かに便培養は大切な検査ですが，明らかにウイルス感染症を疑っているときに，便培養を採取してもあまりいいことをしているとは思えません。一番，原因として多いのは，ロタでもノロでもない，ウイルスが特定できないウイルス性腸炎ですから，何のために培養検査をやっているのかを，必ずよく考えて行うべきです。繰り返しになりますが，下痢の患者さんであっても，検査前確率が重要であり，絨毯爆撃的な検査は行われるべきではないと思います。

コラム あるある！臨床現場

病気の名前に騙されないという点で，「腸チフス」の勉強をしておきましょう。こちらは，「腸」！とのっけから名乗られるので，さぞかし，下痢で受診されるのだろうとのイメージが先行しがちですが，全然，そんなことはありません。発熱・腹痛・全身倦怠感・頭痛といった症状が多く，むしろ，感冒で片づけられそうになります。よく知られた腸チフスの3徴は，「比較的徐脈・バラ疹・脾腫」ですので，やはり，下痢が腸チフスの特徴的な症状ではありません。ただし，下痢は第2期になって出てきますので，ないわけではないのです。病初期に下痢がないから腸チフスではないだろうと考えると，これまたピットフォールに落ちてしまうのがつらいところです（泣）。

コラム あるある！臨床現場

　培養結果でコレラがでた！　わー大変だ！　と誰もが思うのですが，驚くのは
まだ早いかもしれません。*Vibrio cholerae* には 205 種の血清型があり，コレラ
毒素をつくるのは O-1 と O-139 の 2 種類だけです。この 2 種以外は，届け出す
る必要がないので，コレラを見つけたときは血清型に注意が必要です。

5 | 便秘

1 便秘の患者が来院したら

　便秘は若い女性でもお年寄りでも起こります。ただ，どちらかというと男性より女性に多い印象です。食事の問題もあるかもしれませんが，やはり，体質的な部分も多いかと思います。救急外来にかかるようなときには，便秘の上に腹痛もあるため受診したというケースが多い印象です。一般的な問題ですが，消化器あるあるの症状ですので，じっくり考えていきましょう。

2 敵を知る ＜鑑別疾患のリストアップ＞

　まずは鑑別診断を考えます。器質性便秘，症候性便秘，機能性便秘，薬剤性便秘にわけて考えてみましょう（**表1**）。

表1　便秘の鑑別診断

器質性便秘（消化管由来）	
• 腸閉塞（癒着性，腫瘍性，糞便性など）	• 腸重積
• S状結腸軸捻転	• 大腸がん
• 炎症性腸疾患	• Hirschsprung病
• 肛門狭窄	• 痔手術後
症候性便秘（代謝性・内分泌・神経疾患）	
• 甲状腺機能低下症	• 副甲状腺機能亢進症
• 糖尿病	• 慢性腎不全
• 自律神経障害	• パーキンソン病
• 脳血管疾患	• 多発性硬化症
• アミロイドーシス	• 全身性硬化症
• 皮膚筋炎	• 筋ジストロフィー
• うつ病	• 摂食障害（神経性食思不振症）
• 認知症	• 馬尾症候群
• 低カリウム血症	• 高カルシウム血症
• 低マグネシウム血症	• 妊娠
機能性便秘（弛緩性，痙攣性，直腸性）	
• 弛緩性（蠕動運動の弱まり）	• 痙攣性（便の通過時間が長い）
• 直腸性（便意の低下）	

薬剤性便秘
- カルシウム拮抗薬
- 抗ヒスタミン薬
- 抗うつ薬
- 抗コリン薬
- 麻薬・オピオイド
- 利尿薬
- カルシウム製剤
- リチウム
- β遮断薬
- 抗精神病薬
- 抗てんかん薬
- 抗パーキンソン病薬
- 非ステロイド系抗炎症薬(NSAIDs)
- 止痢薬
- 鉄剤

3 鑑別診断を進める病歴聴取 ◀ ぼーっと聞いてちゃだめよ！

　疾患のキーワードを意識して聞くべき項目をよく考えて，攻める問診をしていきましょう！

便秘で鑑別診断を進めるために聞かなきゃいけない病歴

- 過去に腹部の手術をしたことはありますか？
- 過去に肛門や痔の手術したことはありますか？
- 下血や血便はありますか？
- 便が細くなったような感じはありますか？
- 甲状腺の病気はありますか？
- なんだか，ぼーっとしていることが多かったり，動きが緩慢になっていませんか？
- 糖尿病はありますか？
- 腎臓が悪いと言われたことはありますか？
- 転びやすかったりしますか？
- 過去に脳出血や脳梗塞を起こしたことはありますか？
- 気分がふさぎ込んだり，好きなことができなくなったりしていませんか？
- 食事を食べては，自分で吐いたりしていませんか？
- 自分の身体スタイルが嫌だと思っていませんか？
- 運動不足ではありませんか？
- 食事が不規則だったりしますか？
- 最近，ストレスが多いですか？
- 排便をよく我慢したりしていませんか？
- ウォシュレットで強くおしりを洗う習慣がありますか？
- お薬手帳があれば, みせてください(いま, 内服しているお薬を教えてください)　など

病歴聴取の裏側 ➡ 発症メカニズムを意識する！

- **腹部手術歴** ▶ 腸閉塞（癒着性）を考えます。
- **肛門や痔の手術歴** ▶ 器質性便秘を考えます。
- **下血や血便** ▶ 大腸がん，炎症性腸疾患などを考えます。
- **便が細い** ▶ 便柱の狭小化＝大腸がんのキーワードですね。
- **甲状腺疾患，ぼんやり，緩慢** ▶ 甲状腺機能低下症による便秘を考えます。
- **糖尿病，腎不全，パーキンソン，脳血管疾患** ▶ 症候性便秘を考えます。
- **食事を食べては，自分で吐いたりしていませんか？** ▶ 神経性食思不振症を考えます。
- **自分の身体スタイルが嫌だと思っていませんか？** ▶ 神経性食思不振症を考えます。
- **運動不足，食事が不規則** ▶ 弛緩性便秘に関係します。
- **ストレス** ▶ 痙攣性便秘に関係します。
- **排便をよく我慢する，ウォシュレット洗浄の習慣** ▶ 直腸性便秘に関係します。
- **内服薬** ▶ 高血圧の薬や利尿薬，鎮痛薬などあらゆる薬剤が便秘の原因になります。

4 鑑別診断を進める身体所見

　便秘はやはり，腸の動きが悪いことや，お腹が張っていること，直腸内で便塊に触れるか触れないかなど，を確認することが大切です。すなわち，お腹をきちんと触ることと，そして，直腸診が重要です（図1）。

- 直腸診といっても，いつものように前立腺を触ったりするのではなく，直腸のRbあたりに腫瘍がないか？　便が詰まってないか？　粘度みたいな便で直腸を封鎖してしまっていないか？　などを指で意識的に感じ取ることが大切です。
- 腹部聴診で，腸雑音の低下を確認することも大切です。
- 腹部手術痕を確認しましょう（腹腔鏡下手術なのか，開腹手術なのか）。
- しかし，腸閉塞なら，金属音（metallic sound）になる場合もあるので注意して聞きましょう。普段のプラクティスの応用になると思います。

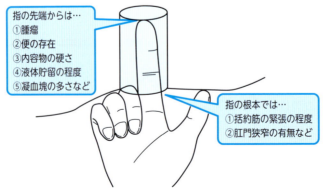

図1　直腸診での情報の得方
（横江正道：レジデントのための救急診療完全マスターガイド，文光堂，218，2009より転載）

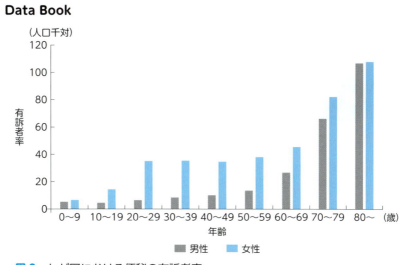

Data Book

図2 わが国における便秘の有訴者率

「わが国の便秘の有訴者率は2016年度国民生活基礎調査によると2〜5％程度と言われ，男性(2.5％)よりも女性(4.6％)に多い傾向を示している。加齢により有病率は増加し，若年層では女性に多く，高齢になるに従い男性の比率が増加し，80歳以上では男女比がほぼ1：1となっている(図2)。」

(千葉俊美：慢性便秘症の疫学と診断．WEB医事新報 No. 4919：28，2018 より引用 https://www.jmedj.co.jp/journal/paper/detail.php?id=10412)

5 確定診断にむけてのキレキレ検査の組み立て

便秘で検査結果が役立つのは……正直，電解質異常くらいでしょうか。

- **血算（WBC，RBC，Hb，Ht）** ▶ 炎症所見，貧血のチェックに使用します。
- **K** ▶ 低カリウム血症，慢性腎不全などの可能性を考えます。
- **Ca** ▶ 高カルシウム血症のチェックに使います。
- **Mg** ▶ 低マグネシウム血症のチェックに使います。
- **TSH，fT$_3$，fT$_4$** ▶ 甲状腺機能低下症の評価に使います。
- **intact PTH，Ca** ▶ 副甲状腺機能亢進症の評価に使います。
- **CRP** ▶ 炎症，腫瘍などが該当するがCRPだけでの鑑別は難しい。
- **妊娠反応** ▶ 女性で疑う場合には確実に行いましょう。
- **腹部骨盤部CT** ▶ 腸閉塞の評価と便の量と部位を確認。大量便は直腸あたりだけなのか？ それとも全大腸なのか？ 糞便性腸閉塞になっていないか？ を確認します。もちろん，大腸がんや炎症性腸疾患なども評価します。

6 便秘あるある症例

便秘の common な疾患です。

症例	84 歳, 女性
主 訴	便秘・食欲低下
現病歴	施設入所中の方で, 脳出血後遺症, 失語, 感情失禁がある。2 日目より食欲がまったくなくなり, 何も食べてもらえない状況になった。しきりに痛みを訴えるなど, どこかの痛みや, 特異的な症状はなく, ただただ, 食べない状況であった。下痢, 嘔吐なし。排便もここ数日ない状況が確認されている。昨日, 施設の往診医が診察し, 腹部触診時に顔をしかめたこともあり, 胃腸風邪としてビオフェルミン, ナウゼリンが処方された。本日も食事がほとんど食べられず, このままでは脱水になってしまうのでは, と心配されて, 紹介受診となった。放屁については不明
既往歴	63 歳：右被殻出血（左不全麻痺） 尿路感染症・便秘 高血圧・脂質異常症あり, 糖尿病なし
内服薬	パンテチン散, 酸化マグネシウム, バイアスピリン, ランソプラゾール, ピタバスタチン, センノサイド, シンラック内用液
アレルギー	なし
職業・ 社会歴	主婦, ねたきり, 全介助
嗜好歴	タバコ：なし, アルコール：なし
身体所見	BP：142/90 mmHg, HR：90/min, SpO$_2$：97%（room air）, RR：20, BT：36.8℃, JCS：I-3, GCS：E4V2M2（自発開眼・注視できる） 貧血：なし, 黄疸：なし, 頸部 LN：なし, 咽頭発赤：なし 心音：雑音なし・整, 呼吸音：wheeze・crackle なし 腹部：平坦かつ軟, 圧痛：顔をしかめるが, 他の部位を触っても顔をしかめるため, 有意な所見か不明, 筋性防御なし, 反跳痛：

	なしと思われる，Murphy 徴候：判断困難，McBurney 圧痛点：なしと思われる，Lanz 圧痛点：なしと思われる CVA：−/−と思われる。腸雑音：hypoactive 直腸診：便塊を触れる（硬便ではなく，やや泥状〜粘土状）
血液検査・血算	WBC：9,800/μL，Lymph：20.8%，Mono：7.1%，Neut：71.7%，Eosino：0.1%，Baso：0.3%，RBC：484×10⁴/mm³，Hb：13.3 g/dL，Hct：41.7%，MCV：86.2 fl，MCH：27.5 Pg，MCHC：31.9 g/dl，Plt：27.1×10⁴/μL
血液検査・生化学	TP：7.49 g/dL，Alb：2.52 g/dL，CK：29 U/L，AST：27 U/L，ALT：5 U/L，LDH：192 U/L，ALP：212 U/L，γGTP：10 U/L，Amy：68 U/L，Cr：1.15 mg/dL，BUN：55.5 mg/dL，BG：89 mg/dL，Na：147 mmol/L，K：4.8 mmol/L，Cl：111 mmol/L，T-Bil：0.3 mg/dL，CRP：1.33 mg/dL
尿検査	潜血(2＋)，蛋白(1＋)，糖(−)，ケトン体(2＋)，白血球定性(3＋)，亜硝酸塩(＋)，尿沈渣 RBC：10-19/1，WBC：100/1≦
便検査	施行せず
アセスメント	今回は発熱もないし，膀胱炎かな？ 食欲不振の原因になるだろうか？

　　　　　　　　　　　　　　　　　　　　　　　　　：異常高値，　　：異常低値

この症例を見て……

 検査結果あるある

軽度炎症あり，尿もきれいではないので，尿路感染の可能性はあります。

診断推論あるある

でも，熱もないので，腎盂腎炎というより膀胱炎に近い。でも，それで食欲低下となるかというとあまりにも検査だけを見て患者を診ずという感じ。

 診断へのアプローチ

便秘での食欲低下と考えて，CT撮影してみましょう(図3)。

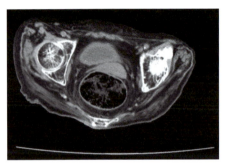

図3 腹部骨盤部造影CT

直腸にガス混じりの便塊が詰まってしまってますね。

あるある診断

　診断は**便秘(機能性便秘＋症候性便秘)**でした。まあ，これは高齢者での便秘あるあるですね。幸い，グリセリン浣腸で，大量排便が得られました。穿孔などのトラブルもありませんでした。脳出血後遺症があったため，ご本人の自覚症状がはっきりわからないため，実際の便秘や放屁の状況がつかみにくい症例でした。でも，これからの日本はこのような方がどんどん増えてくると思います。

7 想定範囲を超えたヤバヤバ症例

　便秘で救急外来に受診された患者さんですが，なかなか大変な状況でヤバヤバだった症例を提示します。

症 例	91 歳, 女性
主 訴	便秘・左側腹部痛
現病歴	本日，昼頃から左側腹部痛を自覚し，急病センターに受診した。原因が定かではないとのことで，救命救急センターに紹介となり受診となった。もともと便秘気味で，3〜4日前からさらに便の出が悪くなっていた。今朝，便は少し出た。便に血が混じっていたかどうかは確認していない。水分摂取：今日は何も飲んでいない。食事摂取：今日は何も食べていない。2週間前感冒症状あり（咳，鼻汁，咽頭痛） ROS（＋）：悪心，便秘 ROS（－）：下痢，嘔吐，発熱，頭痛，咳・痰，鼻汁，咽頭痛
既往歴	糖尿病・高血圧・脂質異常症あり 左乳がんの手術歴あり鼠径ヘルニアの手術歴あり（3年前） 虫垂炎の手術歴あり（若いとき） 憩室出血（1年前）
内服薬	イルベサルタン®，ダイアート®，スピロノラクトン®，アムロジピン，ワーファリン®，センノシド®，デキストロメトルファン，ヤクバン®テープ，リンデロン®VG軟膏，ボルタレン®ゲル
アレルギー	なし
職業・社会歴	ADL：full
嗜好歴	タバコ：なし，アルコール：なし
身体所見	BP：147/48 mmHg，HR：62/min，SpO$_2$：100%（room air），RR：15/min，BT：36.5℃，意識清明　GCS：E4V5M6 貧血：なし，黄疸：なし，頸部LN：なし，咽頭発赤：なし，口腔内乾燥：あり，頸静脈怒張：なし 心音：雑音なし・整，呼吸音：wheeze・crackleなし 腹部：平坦かつ軟，左下腹部に圧痛あり，筋性防御なし，反跳痛なし CVA：－/＋ 直腸診：異常なし。腫瘍や便のようなものは触れない

血液検査・血算	WBC：13,300/μL，Lymph：1.8%，Mono：5.1%，Neut：90.7%，Eosino：2.1%，Baso：0.3%，RBC：324×10⁴/mm³，Hb：9.4 g/dL，Hct：28.9%，MCV：89.2 fl，MCH：29.0 Pg，MCHC：32.5 g/dl，Plt：27.2×10⁴/μL
血液検査・生化学	TP：8.74 g/dL，Alb：4.21 g/dL，CK：114 U/L，AST：34 U/L，ALT：16 U/L，LDH：336 U/L，ALP：276 U/L，γGTP：17 U/L，Amy：45 U/L，Cr：1.54 mg/dL，BUN：57.4 mg/dL，BG：250 mg/dL，Na：139 mmol/L，K：4.7 mmol/L，Cl：109 mmol/L，T-Bil：0.88 mg/dL，CRP：1.10 mg/dL
尿検査	潜血（−），蛋白（−），糖（−），ケトン体（−），白血球定性（−），亜硝酸塩（−）
便検査	便潜血（−）
アセスメント	ここ数日，便の出が悪くなっての左側腹部痛ということで，嫌な予感しかしない……

░░░：異常高値，▓▓▓：異常低値

この症例を見て……

あるあると思いきやあれあれ？検査結果の第一印象

炎症値が高いから急性腸炎と考えるかもしれないが，通常の腸炎は下痢になりますね。

キレキレ結果解釈

でも，今回は便秘で，左側腹部痛だから，貧血含めて虚血性腸炎といきたいところだが，下血・血便がないということなので……

> 🟦 **キレキレプラン**
> 腸閉塞の鑑別・除外のためには腹部骨盤部 CT が必要で（図 4, 5），ひょっとして絞扼や憩室炎などから，穿孔して腹膜炎になって麻痺性イレウスになっている仮説も考えておく。とすると，血液ガスも必要だ。

静脈血液ガスは，pH：7.255，pCO$_2$：30.3，pO$_2$：44.0，HCO$_3^-$：13.0，BE：−12.7，Lactate：53.0 mg/dL。

あらま，すごいアシドーシスですね。Anion Gap＝17 mEq/L で乳酸も高く乳酸アシドーシスと考えてよさそう。

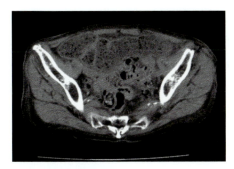

図 4　腹部骨盤部 CT

これはひどいですね。

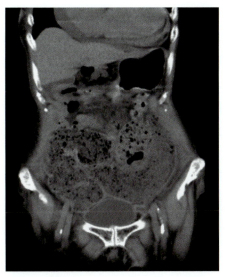

図 5　MPR

まさしく糞詰まり状況です。明らかな free air や腫瘤などは見つかりませんでした。それだけでも幸いです。でも，どうしましょう〜（泣）。

── 便秘　激ヤバ診断

　診断は糞便性腸閉塞でした。もともとの便秘傾向があり，さらに悪くなって，大腸内が完全に糞便で詰まってしまった状態ですね。痛みまで出現しており，血液検査や血液ガス検査も含めて，これは腸閉塞として循環障害もきたしている可能性が考えられます。これは摘便では解決しない便秘レベルです。

── 激ヤバ症例からのあるある教訓！

　では，ここからどうしましょうか？　浣腸でしょうか？　過去にこういうケースにグリセリン浣腸を行って，消化管穿孔をきたしたケースがあります。よって，便秘に安易にグリセリン浣腸を行うことはかなり状況を見極めてということになります。このケースは幸い，穿孔もせず，手術もせず，浣腸もしない中で，レシカルボン座薬とアミティーザ®の内服で排便が起こり，大事にはいたりませんでした（ホッ！）。無事に退院でき，その後もアミティーザ®の内服で対応しています。

8 まとめ

　便秘はなってみるとわかりますが，本当に，嫌なものですよね。出そうで出ないのも嫌ですし，なんだかお腹が重たい感じもします。不快感もあるので，日頃からの排便管理はやはり大切です。食べ物もそうですが，やはり運動も関係します。もちろんストレスも関与するので，腸の健康管理はやはり，年とともに難しくなっていくような気がします。安易に薬に頼らないというのも大切ですが，出ないまま放置しないことは高齢者では特に大切ではないかと思います。おしっこの話はわりとしやすくても，うんちの話は他人とはなかなかしにくいものですから，やはり，高齢者をケアする方の認識が変わっていくことが求められていると思います。全身状態を見る中で，便やお腹のこともちゃんと含まれていくとよいと思います。

コラム あるある！臨床現場

　実はここ数年，便秘治療が熱い！　と思いませんか？　アミティーザ®にグーフィス®など新しい慢性便秘に対する治療薬が出てきています。しかもブリストル便スケール（図6）も普及して，多くの病院で便の状況をカルテ記載するようにもなりました。

非常に遅い （約100時間）	1	コロコロ便	硬くてコロコロの便 （ウサギの糞のような便）
	2	硬い便	短く固まった硬い便
	3	やや硬い便	水分が少なく， ひび割れている便
消化管の 経過時間	4	普通便	適度な軟らかさの便
	5	やや軟らかい便	水分が多く， 非常に軟らかい便
非常に早い （約10時間）	6	泥状便	形のない泥のような便
	7	水様便	水のような便

図6　ブリストルスケール─便の形状と食物の消化管経過時間との関係

（関本　剛：在宅での高齢者の排便管理─まず環境整備を含むケアによって排便状況の改善を試みる．WEB 医事新報 No.4811：55，2016より引用。https://www.jmedj.co.jp/journal/paper/detail.php?id=5165）

　テレビでも腸内フローラの話も盛んに出てきて，腸や便の大切さが語られていると思います。自分も含めてですが，いつしか高齢者になると便が出なくなっていくことが予想されるので，「今日もちゃんと便が出てよかった！」とささやかながら，幸せなことだと感じています(笑)。

6 | 食欲不振

1 食欲不振の患者が来院したら

　食欲不振と言われると，緊急性を感じないとは思いますが，受診された本人からすると，結構，深刻に考えられているケースが多いです。消化器的には，たくさん食べすぎてのトラブルも考えものですが，やはり，食べられないというのは生命維持にとって大きな問題ですので，真摯な対応が必要です。消化器症状あるある，もしくは内科医が対応すべきあるある症状と考えて，広く鑑別診断から考えていきましょう。

2 敵を知る ◀ 鑑別疾患のリストアップ

　まずは鑑別診断を考えます。消化器あるあるから始めて，消化器以外も考えてみましょう（**表1**）。

表1　食欲不振の鑑別診断

消化器疾患	
• 急性肝炎	• 肝硬変
• 急性胆嚢炎	• 急性胆管炎
• 急性膵炎	• 慢性膵炎
• 逆流性食道炎	• 食道炎（カンジダ性，好酸球性など）
• 胃十二指腸潰瘍	• 腸閉塞
• 慢性胃炎	• アカラシア
• 食道がん	• 胃がん
• 大腸がん	• 肝がん
• 十二指腸乳頭部がん	• 胆管がん
• 膵がん	• GIST
• 腹膜播種	• 肝膿瘍
• その他，消化管・肝胆膵疾患	
頭蓋内病変	
• 脳腫瘍	• 髄膜炎
• 脳炎	• 脳卒中
• 慢性硬膜下血腫	• 変性疾患
内分泌代謝疾患	
• 甲状腺機能異常	• Cushing 症候群・Cushing 病
• 糖尿病	• 副腎不全
• 副甲状腺機能亢進症（高カルシウム血症）	

循環器・呼吸器疾患
- うっ血性心不全
- 急性冠症候群
- 心臓弁膜症
- 慢性閉塞性肺疾患（COPD）

- 大動脈解離
- 不整脈
- 肺塞栓症

感染症
- 結核
- 感染性心内膜炎
- 尿路感染症

- HIV/AIDS
- 感染性大動脈瘤

悪性新生物
- 悪性リンパ腫
- その他，各種のがん

- 白血病

薬剤性・アルコール
- オピオイド
- カフェイン
- ビスホスホネート製剤
- 抗うつ薬など

- 化学療法薬
- 副腎ステロイド
- 抗菌薬
- アルコール中毒

精神疾患
- うつ病
- 神経性食思不振症

- 認知症
- 睡眠障害など

その他
- 妊娠

- 高カルシウム血症など

（片山皓太ほか：食欲不振. JIM 24：1012-1014，2014 より作成）

3 鑑別診断を進める病歴聴取 ＜ ぼーっと聞いてちゃだめよ！

　疾患のキーワードを意識して聞くべき項目をよく考えて，攻める問診をしていきましょう！　でも，消化器あるあるの本ですので，消化器を中心に聞くべき病歴を考えていきます。

食欲不振で鑑別診断を進めるために聞かなきゃいけない病歴

- B型肝炎やC型肝炎と言われたことはありますか？
- 腹痛はありますか？（心窩部痛？　上腹部痛？　下腹部痛？）
- アルコールはたくさん飲みますか？
- 胸やけの自覚はありますか？
- 腹部の手術歴はありますか？
- 白い便が出たりしていませんか？
- 体重減少もありますか？
- 頭痛はありますか？
- 頭重感はありますか？
- 胸痛や胸部不快感はありますか？
- 甲状腺の病気を指摘されたことがありますか？
- 汗をかきやすかったり，動悸を案じたりしますか？

- 体が重かったり，動作が緩慢だと感じますか？
- 糖尿病と言われたことはありますか？
- 胃酸が多いと感じたり，肥満がありますか？
- 尿量が多いと感じますか？
- 呼吸困難感を自覚しますか？
- 過去に結核に罹患したことはありますか？
- 周囲に結核の方はいますか？
- 発熱がありますか？
- 悪寒戦慄はありましたか？
- 抜歯や出血を伴う歯科治療を受けていませんか？
- 性風俗での交遊歴や不特定多数の方との性交渉歴はありますか？
- 同性との性交渉はありますか？（MSM）
- 排尿時痛はありますか？
- 抗がん剤治療を受けていますか？
- ステロイドによる治療を受けていますか？
- 骨粗鬆症の治療を行っていますか？
- うつ病と言われたことはありますか？
- うつ病の治療薬をもらっていますか？
- 早朝覚醒はありますか？
- 認知症と言われたことはありますか？
- 自分の見た目（ボディイメージ）に問題があると思いますか？
- 夜はよく眠れていますか？
- 妊娠の可能性はありますか？（女性）　　など

 病歴聴取の**裏側** ➡ 発症メカニズムを意識する！

- B型肝炎，C型肝炎 ▶ 肝炎，肝硬変をチェックします。
- 腹痛 ▶ 十二指腸潰瘍，胆囊炎，胆管炎，膵炎があるかを確認します。
- アルコール ▶ 肝炎，肝硬変，膵炎，アルコール中毒などを確認します。
- 胸やけ ▶ 逆流性食道炎，アカラシア，食道炎，Cushing症候群などを想起します。
- 腹部の手術歴 ▶ 腸閉塞を考えます。
- 白い便 ▶ 総胆管結石や胆管がん，十二指腸乳頭部がんの可能性を考えます。
- 体重減少 ▶ がんの可能性，うつ病の可能性を考えます。
- 頭痛，頭重感 ▶ 脳血管疾患，硬膜下血腫，硬膜外血腫などの頭蓋内疾患を考えます。
- 胸痛や胸部不快感 ▶ 急性冠症候群を考えます。

- 甲状腺の病気 ▶ 甲状腺機能亢進症・甲状腺機能低下症を確認します。
- 汗をかきやすかったり，動悸 ▶ 甲状腺機能亢進症を考えます。
- 体が重かったり，動作が緩慢 ▶ 甲状腺機能低下症を考えます。
- 糖尿病と言われたこと ▶ 糖尿病の確認，Cushing 症候群の確認となります。
- 胃酸が多いと感じたり，中心性肥満 ▶ Cushing 症候群の確認をします。
- 尿量が多い ▶ 高 Ca 血症を考えます。
- 呼吸困難感 ▶ 肺塞栓，COPD，心不全などを確認します。
- 過去の結核罹患 ▶ 肺結核，肺外結核の可能性を考えます。
- 周囲に結核の方はいますか？ ▶ 新規の結核感染を確認します。
- 発熱 ▶ 感染症，炎症性疾患，悪性腫瘍の可能性を考えます。
- 悪寒戦慄 ▶ 菌血症(感染性心内膜炎，感染性大動脈瘤)の可能性を考えます。
- 抜歯や出血を伴う歯科治療 ▶ 感染性心内膜炎の可能性を考えます。
- 性風俗や不特定多数の方との性交渉歴 ▶ B 型肝炎，HIV 感染などの確認をします。
- 同性との性交渉(MSM) ▶ HIV 感染，急性 A 型肝炎，結核感染などを考えます。
- 排尿時痛 ▶ 尿路感染症の確認になります。
- 抗がん剤，ステロイド，骨粗鬆症薬，うつ病薬 ▶ 薬剤性の食欲低下の確認をします。
- うつと言われた，早朝覚醒 ▶ うつ病による食欲不振であることを確認します。
- 認知症と言われたこと ▶ 認知症による食欲不振であることを確認します。
- 自分の見た目(ボディイメージ)に問題 ▶ 神経性食思不振症の可能性を考えます。
- 夜はよく眠れていますか？ ▶ 睡眠障害の可能性を考えます。
- 妊娠の可能性 ▶ 妊娠による食欲低下，悪阻などが原因と考えます。
- 内服薬 ▶ あらゆる薬剤で食欲不振となる可能性があり，お薬手帳を確認します。

4 鑑別診断を進める身体所見

　食欲不振は鑑別診断から考えても，悪性腫瘍が頭をよぎるのはやむを得ません。ですが，消化管閉塞や，肝障害だけをチェックしていても，埒が明かないことも多く，頭部，頸部，胸部，腹部，などを確実に評価していく必要があります。よって，消化器の身体所見以外も見ていく必要があります。もちろん，身体所見に何も異常がない場合もあり得ます。ですが，デキることなら，5 つも 6 つも診療科にかかるようなことにならないようにできたらと思いますよね。お腹を触って原因が見つかるなら，それは消化器あるあるです。

- Murphy 徴候 ▶ 急性胆嚢炎の可能性
- CVA 叩打痛 ▶ いろいろな可能性があり特異性がありません。

- 腸金属音(metallic sound) ▶ 腸閉塞を疑います。
- 低血圧 ▶ 副腎不全を疑います。
- 浮腫 ▶ 甲状腺機能低下症，心不全を疑います。
- 黄疸 ▶ 急性肝炎，胆嚢炎，胆管炎，総胆管結石，十二指腸乳頭部がん

Data Book

　食事が食べられない若い女性がやってくると，神経性食思不振症などを考えることが多いですね。でも，そうだと言える確証を消化器科医や内科医はなかなか自信を持って言えないです。そこで，スクリーニングに SCOFF 質問票を用いてみましょう(**表2**)。なかなか高い診断精度であり，除外にも有効です。

表2　SCOFF 質問表〜摂食障害のスクリーニング

1. おなかが張って不快になることがありますか？
2. どのくらい食べたらよいかわからなくなり，心配になることがありますか？
3. 最近 3 カ月間で 6.4 kg 以上の体重の減少がありましたか？
4. 人からやせていると言われても，太りすぎだと思いますか？
5. 食事や食べ物があなたの生活を支配していると感じますか？

(片山皓太ほか：食欲不振. JIM 24：p1013, 2014 より転載)

　SCOFF 質問症の 2 つ以上が該当するときに摂食障害を示唆する。

感度：100%, 特異度：87.5%

5 確定診断にむけてのキレキレ検査の組み立て

　食欲不振では検査結果はあまり有用ではなく，検査前確率を確実に評価して行われるべきです。なんだかわからないから全部検査しちゃえ〜，というのは，やはり，いただけないですね。実際に食欲不振の鑑別を進める上で，血液検査が最も有効なのは，Ca とか，内分泌疾患の検査になると思います。悪性腫瘍を考えるからと言って，いきなり全身 CT！　というのもやはり，いただけないですね……

- 血算(WBC, RBC, Hb, Ht, Plt) ▶ 炎症所見，貧血，好酸球のチェックをします。
- 副腎不全を疑うとき ▶ 正球性正色素性低貧血，好酸球増多，低 Na，低血糖，高 K，BUN 上昇などをきちんと見ていく必要があります。Rapid ACTH 検査も検討しましょう。
- 甲状腺機能亢進症，低下症を考える ▶ TSH，fT_3，fT_4 をチェックしましょう。
- ACTH 単独欠損，汎下垂体機能低下症を疑うとき ▶ 電解質異常や低血糖の確認とともに，ACTH，コルチゾール，GH，IGF-1，LH，FSH，PRL をチェックしましょ

う。

- **血糖，HbA1c** ▶ 高血糖，低血糖のチェック。
- **Ca** ▶ 高 Ca 血症のチェックを行います。様々な原因があります。
- **膵酵素（Amylase，Lipase）** ▶ 急性膵炎のチェックのために行います。
- **CRP** ▶ 炎症，腫瘍なんでもありです。CRP での鑑別は難しい。
- **尿検査** ▶ 血尿と白血球尿を評価する。沈渣を診て尿路感染なら培養検体も提出する。
- **妊娠反応** ▶ 女性で疑う場合には確実に行いましょう。
- **心電図** ▶ 不整脈，心筋梗塞などのチェックをするときには必ず施行しましょう。
- **胸部単純 X 線写真** ▶ 肺炎，心不全，大動脈解離，free air のチェックをする。
- **腹部 US** ▶ 胆石，総胆管結石，膵炎，大動脈瘤などを評価しましょう。くれぐれも，わからないから，何でも CT を撮るというようなことは避けましょう。きちんと必要性を考えて検査計画をたてていただきたいと思います。
- **頭部 CT，脳 MRI** ▶ 脳出血，脳梗塞，硬膜下血腫，硬膜外血腫，などを評価する。
- **腹部骨盤部 CT** ▶ 急性胆嚢炎，急性膵炎，腸閉塞，悪性腫瘍などを評価します。

6 食欲不振あるある症例

食欲不振の common な疾患です。

症例

79 歳，男性

主 訴	食欲不振，腹部膨満
現病歴	3 週間前くらいから食欲不振がはじまった。いまは，ほとんど何も食べられない。水分はとれるが，以前よりは多くないような気がする。便やおならは出ている。便は食べていないので少ないと思う。嘔気・嘔吐はない。腹痛はまったくない。尿は出ている。尿は多くない。夜はよく眠れる。 これまで，軽い認知症はあると言われている。 うつ病と言われたことはない。 ROS（＋）：食欲不振，腹部膨満 ROS（－）：腹痛，嘔気・嘔吐，下痢，血便，下血，黒色便，排尿時痛，多尿，動悸，不整脈の自覚，胸痛，呼吸苦，浮腫，頭痛，頭重感，不眠

既往歴	認知症
	高血圧あり・糖尿病，脂質異常症なし
内服薬	不明(お薬手帳持参無し)
アレルギー	なし
職業・社会歴	元会社員，夫婦2人暮らし
嗜好歴	タバコ：なし，アルコール：なし
身体所見	BP：113/61 mmHg, HR：89/min, SpO$_2$：98%(room air), RR：14/min，BT：36.5℃，意識清明　GCS：E4V5M6
	貧血：軽度あり，黄疸：なし，頸部LN：なし，咽頭発赤：なし，心音：雑音なし・整，呼吸音：wheeze・crackle なし
	腹部：右下腹部に軽度膨隆あり。軟，圧痛なし，筋性防御なし，反跳痛なし，Murphy 徴候(−)，McBurney 圧痛点(−)，Lanz 圧痛点(−)
	CVA：−/−
血液検査・血算	WBC：12,600/μL，Lymph：10%，Mono：5%，Stab：34%，Seg：48%，Eosino：0%，Baso：0%，Myelo：1%，Meta：2%，RBC：363×10^4/mm^3，Hb：10.5 g/dL，Hct：31.6%，MCV：87.1 Fl，MCH：28.9 Pg，MCHC：33.2 g/dl，Plt：40.9×10^4/μL
血液検査・生化学	TP：5.65 g/dL，Alb：2.21 g/dL，CK：45 U/L，AST：20 U/L，ALT：16 U/L，LDH：245 U/L，ALP：266 U/L，γGTP：66 U/L，Amy：27 U/L，Cr：0.82 mg/dL，UA：4.24 mg/dL，BUN：13.7 mg/dL，BG：100 mg/dL，Na：131 mmol/L，K：3.8 mmol/L，Cl：97 mmol/L，T-Bil：0.67 mg/dL，CRP：17.78 mg/dL
尿検査	潜血(−)蛋白(1+)糖(−)ケトン体(2+)，白血球定性(−)，亜硝酸塩(−)，RBC：<1/5，WBC：<1/5
便検査	施行せず

アセスメント	認知症があり，貧血があり，右下腹部に膨隆が少しあるということでいろいろ考えるところがあります。

■：異常高値，■：異常低値

この症例を見て……

検査結果あるある

正球性正色素性貧血があり，炎症反応が高値ですが，肝機能や，胆道系酵素，膵酵素はよさそうで黄疸もなさそうです。食事は食べておらず，脱水があるような結果にも思えます。

診断推論あるある

腹痛がないので，この CRP が高いのは悪性腫瘍によるものと思います。右下腹部にがんがあって，拡張していると考えるのが妥当なところでしょうか。

診断へのアプローチ

胸部単純 X 線撮影，腹部骨盤部 CT 撮影（図 1，2）が必要です。頭部や胸部の CT は必要ないです。

胸部単純 X 線撮影：異常なし。

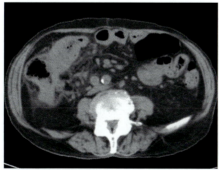
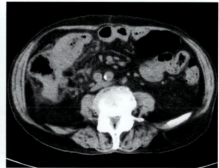

図 1　腹部骨盤部単純 CT　　図 2　腹部骨盤部造影 CT

図 1 を見ると，なにかありますね。図 2 には，造影効果がありますね。

これの正体を知るためには，大腸ファイバー検査(図3)が必要です。

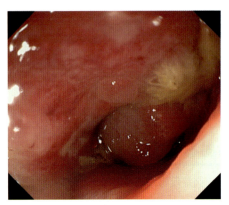

図3　大腸ファイバー検査：回盲部

腫瘍と思われる病変で狭窄をきたしているようです。

生検により Group 5：Adenocarcinoma（低分化）とわかりました。

あるある診断

診断は，大腸がんでした。まあ，これは食欲不振あるあるですね。高齢者における悪性腫瘍は真っ先に考えるかと思います。検査前確率が十分にあることを確認しながら進めることで，必要最小限の検査を行うことが，高齢者にも優しいと思います。

7 想定範囲を超えたヤバヤバ症例

食欲不振で救急外来に受診された患者さんですが，なかなか大変な状況でヤバヤバだった症例を提示します。

症例	88歳，女性
主　訴	食欲不振，発熱
現病歴	3日前から食欲不振が出現し，その頃に右側腹部痛の訴えがあった。 昨日になって，38℃の発熱があり，解熱剤にて36℃に改善した。 本日，近医が往診したところ，血圧低下があるため肺炎が疑われ，

	クリニックにて胸部単純 X 線写真を撮影するも明らかな肺炎像は認めず，原因不明の食欲低下，発熱，血圧低下にて，セフトリアキソン（CTRX）点滴施行された後，当院救急外来へ搬送となった。認知症があるため，腹痛に関して詳細はわからない ROS（＋）：食欲低下，発熱，血圧低下，右側腹部痛 ROS（－）：咳・痰，呼吸苦，下痢，嘔気・嘔吐，関節痛
既往歴	高血圧あり，糖尿病・脂質異常症なし 73 歳：胆嚢がん（手術歴あり） 認知症
内服薬	ブロプレス®，アリセプト®
アレルギー	なし
職業・ 社会歴	ADL：full
嗜好歴	タバコ：7 本/日×50 年（20〜70 歳くらい），アルコール：現在，なし
身体所見	BP：80/40 mmHg, HR：120/min, SpO$_2$：95%（room air），RR：12/min，BT：35.3℃，意識清明 貧血：なし，黄疸：なし，頸部 LN：なし，咽頭発赤：なし，頸静脈怒張なし 心音：雑音なし・整，呼吸音：wheeze・crackle なし 腹部：平坦かつ軟，右季肋部〜腹壁正中に手術痕あり Murphy 徴候なし，圧痛なし，筋性防御なし，反跳痛なし，CVA：－/－ 下腿浮腫なし，関節炎所見なし，皮疹なし 直腸診：出血や腫瘤を認めず
血液検査・ 血算	WBC：32,300/μL, Lymph：6.5%, Mono：7.1%, Neut：86.1%, Eosino：0.2%, Baso：0.1%, RBC：410×10^4/mm^3, Hb：13.9 g/dL, Hct：39.5%, MCV：96.3 fl, MCH：35.2 Pg, MCHC：33.9 g/dL, Plt：5.0×10^4/μL
血液検査・ 生化学	TP：6.04 g/dL, Alb：2.36 g/dL, CK：1536 U/L, AST：166 U/L, ALT：180 U/L, LDH：234 U/L, ALP：381 U/L,

	γGTP：26 U/L，Amy：68 U/L，Cr：3.3 mg/dL，UA：11.43 mg/dL，BUN：89.6 mg/dL，BG：94 mg/dL，Na：125 mmol/L，K：4.1 mmol/L，Cl：94 mmol/L，T-Bil：0.75 mg/dL，CRP：29.75 mg/dL，Troponin T：陰性
尿検査	潜血（±）蛋白（1＋）糖（－）ケトン体（－），白血球定性（1＋），亜硝酸塩（－），沈渣：RBC：1/1-4，WBC：1-4/1，硝子円柱：1-4/全，蓚酸カルシウム（＋）
便検査	施行せず
アセスメント	発熱もあり，感染症を疑う。

░░：異常高値，▓▓：異常低値

この症例を見て……

 あるあると思いきやあれあれ？検査結果の第一印象

これはまた，なんと激しい検査結果ですかね。血小板低下もあり，脱水もひどく，腎機能も悪くて，なんだか全身状態，きわめて不良。本当に3日前？ もっと前からなんじゃないか？

 キレキレ結果解釈

CKが高いということは，どこかで臓器や筋肉が壊れているということか……血圧低下もあり，DICもあり，ちょっとヤバい状況です。

 キレキレプラン

右側腹部痛があって，でも黄疸があるわけでもなく，Murphy徴候もない。認知症なので，どこまで評価が正しいかは難しい！ 血液ガスは必要です。AST，ALTが3桁というのは，精査の対象になるので，腹部USまたは腹部CTで評価する（図4～7）。

　動脈血液ガスは，pH：7.384，PCO_2：23.3，PO_2：78.5，HCO_3^-：13.6，SaO_2：94.9％，BE：－9.5。

Anion Gap：22 mEq/L（アニオンギャップ開大），乳酸：31 mg/dLと上昇あり。

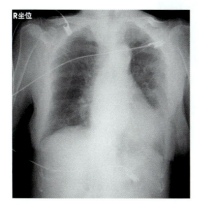

図4 胸部単純X線写真

心陰影拡大あり。心不全もありそうです。

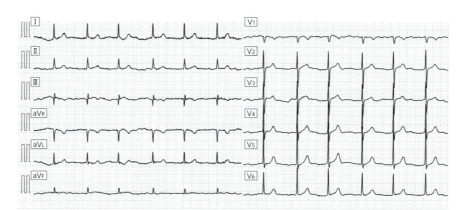

図5 心電図

心筋梗塞はないし，明らかな不整脈もなし。

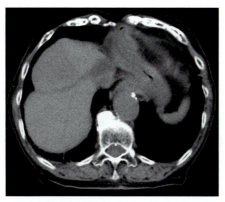

図6 腹部骨盤部単純CT

肝門部のあたりはLow densityあるかな？

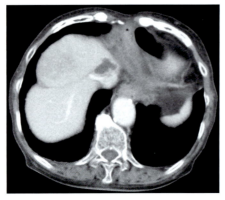

図7 腹部骨盤部造影CT

これは肝膿瘍ですね．
というより，敗血症性ショック・DICですね．
でも，抗菌薬先行投与があったため，血液培養は4セット陰性でした．

── 食欲不振　激ヤバ診断

　診断は，敗血症性ショック，DIC，肝膿瘍でした．3日前からだとすれば，すごく進行が速い．やばい！　血小板低く，ドレナージが難しい場所であり，結果として抗菌薬投与で治療するしかなさそう．条件がかなり悪いです．

── 激ヤバ症例からのあるある教訓！

　食欲不振が最初に自覚されたが，次々と症状や所見が出てきて，この症例では，病像が早くはっきりしてきました．このように急速に進行するケースもありますが，場合によっては，ゆっくり進行するときもあり，食欲不振については，じっくりと考えなくてはいけないときもあると思います．

8 まとめ

　食欲不振は，もしも，消化器的な原因があるなら，それは，消化管の炎症や狭窄，潰瘍や，肝臓の炎症，またはいろいろな臓器での悪性腫瘍があると考えられます．物理的障害である狭窄や閉塞は考えやすいですが，何かしらの臓器特異的な症状がないと，広く考えなくてはいけないので，本当に，難しいです．食べる＝消化器という絡みでは消化器あるあるなのですが，消化器だけで対応できると言いきれないので，内分泌疾患なども鑑別診断に挙げられるようにトレーニングしてキレキレDr.への道を着実に歩んでいきましょう．

コラム あるある！臨床現場

　Cushing症候群とCushing病みたいに，同じ名前がついているけど，症候群と病気で別扱いのものがありますよね。その違いを理解することは結構，大切です。国家試験のときに勉強したと思うのですが，臨床をやり始めるとどっちがどっちかわからなくなるようなことも然りです。なので，消化器あるあるですが，内分泌疾患のおさらいをしておきましょう。

- **Cushing症候群** ▶ 視床下部のCRH→下垂体のACTH→副腎のコルチゾールという流れの中で，結果的に副腎のコルチゾールが過剰に産生・分泌されて，特徴的な症状を引き起こす状態で，広い概念と言えます。
- **Cushing病** ▶ 下垂体に原因がありACTHを過剰に出す病気です。よって，下垂体以外からACTHが過剰に分泌される病気を**異所性ACTH症候群**と言います。また，副腎が原因でコルチゾールを過剰に分泌する状態を**ACTH非依存性クッシング症候群**と言います。副腎腺腫がよく知られていますね。

コラム あるある！臨床現場

　高カルシウム血症は，血清Caが10.3 mg/dL以上のことを言います。軽度なら脱力感，易疲労感，集中力の低下，頭痛，口渇，食欲不振，悪心，便秘などの非特異的症状が主体です（**表3**）。いろいろな原因で高Caになり食欲低下・食欲不振になっていると思われます。原発性副甲状腺機能亢進症，または悪性腫瘍に伴う高カルシウム血症のいずれかによるものが多いとされています。

表3　高カルシウム血症の症候

一般症状	食思不振，易疲労，倦怠
中枢神経系	情緒不安定，記憶障害，傾眠
循環器系	高血圧，心電図上のQTc短縮，ジギタリス中毒の誘発
消化器系	便秘，消化性潰瘍，膵炎
腎尿路系	腎機能障害，多飲・多尿，腎石灰化，尿路結石
筋骨格系	混迷，昏睡，近位筋力低下，偽痛風
その他	皮膚瘙痒感（皮下石灰化による），band keratopathy（角膜石灰化）

（松本俊夫：高カルシウム血症. 日本医事新報社電子コンテンツ. https://www.jmedj.co.jp/premium/treatment/2017/d070906/より引用）

これまた，倦怠感とか，便秘とか，消化性潰瘍とか，ますます食欲が下がるような状況があるので，まずは，Caを測定してみることはスクリーニングとしては大切かもしれません。

コラム あるある！臨床現場

「食欲不振（anorexia）は満腹（satiety）や食物恐怖（sitophobia）とは異なる」という佐藤泰吾先生の文献を読み，これは書かねばと思いました。まさしく，消化器あるあるとして大切なお話です！

「**食欲不振**は摂食への欲求そのものの低下を意味する。一方で**満腹**は空腹が満たされた際の食欲低下である。食事をとりはじめて比較的早期に出現する満腹（early satiety）は胃の幽門狭窄症における代表的な症状である。**食物恐怖**は食欲があるにもかかわらず，食事摂取に伴って生じる不快感によって食事がとれなくなることである。例えば口内炎を認めるときに，痛みのために食事がとれないなどが食物恐怖にあたる。」

（佐藤泰吾：食欲不振．medicina 48：1540-1543，2011 より）

コラム レァレァ！画像診断 百聞は一見に如かず

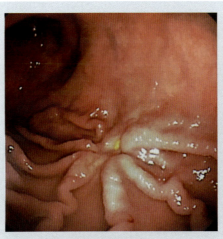

80歳女性が食欲不振の訴えで近医から紹介されて胃カメラを行ってみると……（図8）。

まさに，The 胃がんという内視鏡所見です。ドンピシャという感じでした。

図8 上部消化管内視鏡検査

7 | 吐下血・黒色便

1 吐下血・黒色便の患者が来院したら

　吐下血・黒色便はまさしく消化器独壇場で，しかも内視鏡という必殺技を駆使できる点で，消化器内科医にとってまさに血が騒ぐ病態ではないでしょうか!?

　血で血を洗うとはいいませんが，"燃える闘魂あんときの内視鏡"とばかりの止血武勇伝は本当によく耳にします。吐血・下血ですので，口，またはお尻から血が出てくる病気のあるあるについて，考えていきましょう。

2 敵を知る ◀ 鑑別疾患のリストアップ

　まずは鑑別診断です（表1）。基本は食道，胃，十二指腸，小腸，大腸と考えていけばいいです。でも，年齢や生活歴で考えることで，病気がかなり選別されそうです。あと，鼻と口がつながっていること，下手すると血管と腸管がつながってしまうことも忘れてはいけません。

表1　吐下血・黒色便の鑑別診断

•胃潰瘍	•十二指腸潰瘍
•食道静脈瘤破裂	•胃静脈瘤破裂
•Mallory-Weiss 症候群	•急性胃粘膜病変
•胃がん，食道がんからの出血	•胃毛細血管拡張症（GAVE）
•逆流性食道炎からの出血	•胃ポリープ（過形成性ポリープ）
•痔出血	•直腸潰瘍出血
•虚血性腸炎	•大腸がんによる出血
•大腸憩室出血	•大腸ポリープ
•クローン病	•潰瘍性大腸炎
•感染性腸炎（O-157，アメーバなど）	•サイトメガロウイルス腸炎
•腸結核	•異物挿入に伴う直腸粘膜障害
•Meckel 憩室	•大動脈腸管瘻（腹部大動脈瘤術後など）
•非特異的多発性小腸潰瘍	•ベーチェット病
•全身性エリテマトーデス（ループス腸炎）	•薬剤性腸炎（NSAIDs，ステロイドなど）
•放射線性腸炎	•鼻出血など

3 鑑別診断を進める病歴聴取　ぼーっと聞いてちゃだめよ！

　疾患のキーワードを意識して聞くべきですが……吐血・下血に関しては，直接誘因を聞き出すことは難しいかもしれません．状況確認で出血部位を考えていくことが主体になるような気がします．

吐下血・黒色便で鑑別診断を進めるために聞かなきゃいけない病歴

- 健診で貧血や便潜血が陽性であると指摘されたことがありますか？
- 健診で胃透視，注腸検査（バリウム）で異常を指摘されたことはありますか？
- 健診で胃カメラ，大腸ファイバー（内視鏡）で異常を指摘されたことはありますか？
- ピロリ菌を調べたことはありますか？
- 腹痛がありますか？
- 強いストレスがかかっていたことはありますか？
- 過去にB型肝炎，C型肝炎と言われたことはありますか？
- アルコールをたくさん飲みますか？　毎日，飲みますか？
- 暴飲暴食などで，何度も嘔吐しましたか？
- 肝硬変と言われたことはありますか？
- 肝硬変による大量腹水に対して，最近，腹水を抜く処置をしましたか？
- 胸やけや胸部不快感の自覚はありますか？
- 痔があると言われたことはありますか？
- 排便後，便器が真っ赤になったり，ティッシュに真っ赤な血がつきますか？
- 過去に結核を患ったことはありますか？
- 周囲に結核を患っている方はいますか？
- 過去に腹部大動脈瘤の手術をしたことがありますか？
- 肛門のあたりに潰瘍ができたりしていませんか？
- NSAIDs やステロイドを内服したり，座薬を使用していませんか？
- 過去にがんの放射線治療を受けていませんか？　など

病歴聴取の裏側 ➡ 発症メカニズムを意識する！

- **健診で貧血や便潜血が陽性** ▶ なんらかの出血が疑われます．
- **健診で胃透視，注腸検査（バリウム）で異常** ▶ ポリープなのかがんなのか，何かある．
- **健診で胃カメラ，大腸ファイバー（内視鏡）で異常** ▶ ポリープかがんでしょうか．
- **ピロリ菌** ▶ 陽性なら，胃潰瘍や胃がんのリスクがあります．
- **腹痛がある** ▶ 胃十二指腸潰瘍や炎症性腸疾患，腸炎などを考えます．
- **強いストレス** ▶ 胃十二指腸潰瘍や炎症性腸疾患などを考えます．

- **B 型肝炎，C 型肝炎，アルコール** ▶ 肝炎からの肝硬変，食道静脈瘤を考えます。

- **暴飲暴食などで，何度も嘔吐** ▶ Mallory Weiss 症候群を考えます。

- **肝硬変** ▶ 門脈圧亢進上からの胃・食道静脈瘤破裂を考えます。

- **腹水を抜く処置** ▶ 血行動態が変わって食道静脈瘤が破裂しやすいと言われています。

- **胸やけや胸部不快感** ▶ 逆流性食道炎による出血を考えます。

- **痔がある** ▶ まさに痔出血。

- **排便後，便器が真っ赤になったり，ティッシュに真っ赤な血がつく** ▶ 痔出血。

- **過去に結核，周囲に結核を患っている方** ▶ 腸結核のリスクです。

- **過去に腹部大動脈瘤の手術** ▶ 大動脈腸管瘻の可能性を考えます。

- **肛門のあたりに潰瘍** ▶ ベーチェット病を考えます。

- **NSAIDs やステロイドの内服** ▶ NSAIDs 潰瘍，ステロイド潰瘍のリスクです。

- **放射線治療** ▶ 放射線食道炎や腸炎を考えます。

Data Book

下部消化管出血を来たす疾患の頻度です（**表 2**）。

表 2　下部消化管出血の原因病態

疾患・病態	頻度
大腸憩室出血	17〜40%
大腸毛細血管拡張症	2〜30%
大腸炎	9〜21%
大腸悪性腫瘍・ポリペクトミー後	11〜14%
直腸肛門病変(痔・静脈瘤)など	4〜10%
上部消化管出血由来	0〜11%
小腸由来の出血	2〜9%

(Zuccaro G：Epidemiology of lower gastrointestinal bleeding. Best Pract Res Clin Gastroenterol 22：225-232, 2008 より引用改変)

4 鑑別診断を進める身体所見

口から血が出るか，お尻から血が出るかしかないですが，バイタルサインが最も重要です。バイタルが悪いと死んでしまうので，治療の話もちょっとここでしてお

きます。血圧と脈拍からショックインデックスを付けて，輸液速度も考えましょう（**表3**）。

表3 Shock index と輸液製剤・輸液速度

Shock index	輸液製剤と輸液速度
軽症（0.5〜1.0）	乳酸リンゲル液 500 mL/時
中等症（1.5 前後）	乳酸リンゲル液 1000 mL/時＋代用血漿（ボルベン）500 mL
重症（2.0 以上）	乳酸リンゲル液 2000〜2500 mL/時＋代用血漿（ボルベン）もしくはアルブミン製剤 500〜1000 mL＋輸血

Shock index＝心拍数(/分)÷収縮期血圧

　冷や汗をかいていたら，より重症ですので，モニターと酸素投与も忘れずに検討しましょう。
　ゆっくりやれるバイタルのときでもテキパキ診ていきましょう。
- 直腸診だけは確実に行うべきです。（→5「便秘」p.106 参照）
- 痔があるかどうか，確認しましょう。
- 直腸潰瘍があるかもしれないと思って触りましょう。
- 直腸視診もベーチェット病などを考える上で，きちんと見るべきです。
- 腹部手術痕を確認しましょう（腹腔鏡下手術なのか，開腹手術なのか）。
- 腹部触診で，心窩部痛があるか，下腹部痛があるか確認しましょう。
- 腹壁に vascular spider（くも状血管腫）や Medusa の頭（**図1**）があるか，確認しましょう。百聞は一見に如かず。日本人ではなかなかお目にかかれませんね。
- 腹水がたまっているかどうかを確認しましょう。

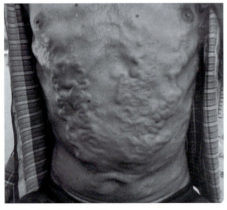

図1 Medusa の頭

5 確定診断にむけてのキレキレ検査の組み立て

　吐下血・黒色便で検査結果が役立つのは便潜血検査，ヒトヘモグロビン検査です。
あとは，貧血のチェック，脱水のチェックですね。

- 血算（RBC, Hb, Ht, MCV, MCH, MCHC）▶ 貧血のチェックですが，急性期で
はまだ小球性貧血になっていないこともしばしばあるので，小球性じゃないからと
いって除外してはいけません。
- 血小板 ▶ 肝硬変の程度，DIC のチェックに使用します。
- AST，ALT ▶ 肝硬変ではむしろ低値です。
- BUN ▶ 出血量の指標になります。Glasgow Blatchford score を算定するときに
必要です。
- Fe, TIBC, UIBC, フェリチン ▶ 小球性貧血における鉄の不足状況を確認します。
- 便潜血，ヒトヘモグロビン ▶ 見て確実な出血なら省略してもかまわないです。
- 腹部骨盤部 CT ▶ 肝硬変からの門脈圧亢進に伴う，腹水貯留，胃食道静脈瘤，また
は，大腸憩室，上腸間膜動脈の状況を見る上では，造影 CT がよいかもしれません。
- 究極的には，上部消化管内視鏡検査，大腸ファイバー検査です。

　でも，緊急内視鏡検査ってどう判断するのでしょうか？

　最近は，すでに Glasgow Blatchford score（**表4**）とか Rockall score（**表5**）を
その判断に使っていますね。うちの研修医もカルテに書いています！　そして消化
器内科の先生を呼び出す根拠にしています。さすがです！

表4　Glasgow Blatchford score

リスク因子	判定基準	点
BUN（mg/dL）	18.2〜22.3	2
	22.4〜27.9	3
	28.0〜69	4
	70<	6
Hg（mg/dL）	男性：12〜13，女性：10〜12	1
	男性：10〜12	3
	男性：<10，女性：<10	6
収縮期血圧（mmHg）	100〜109	1
	90〜99	2
	<90	3

（表4つづく）

その他	HR≧100	1
	黒色便あり	1
	失神あり	2
	肝不全あり	2
	心不全あり	2

BUN, Hg, sBP の Score＝0, HR＜100 ならば感度 99%, 特異度 32% で GIF を必要としない出血と判断できる。

表5 Rockall score（clinical：臨床評価と Complete：内視鏡検査所見を含めた評価の2通り）

clinical	complete	リスク因子	判定基準	点
○	○	年齢	＜60 歳	0
			60～79 歳	1
			80 歳≦	2
○	○	ショック	HR＞100/min	1
			収縮期血圧＜100 mmHg	2
○	○	併存症	虚血性心疾患，うっ血性心不全，他の大疾患	2
			腎不全，肝不全，転移性悪性腫瘍	3
	○	内視鏡所見（病変）	正常，Mallory-Weiss 症候群	0
			胃潰瘍，びらん性病変，食道炎	1
			上部消化管悪性腫瘍	2
	○	内視鏡所見（出血）	クリアな潰瘍，平坦な色素沈着	0
			上部消化管出血，露出血管，活動性出血，血塊	2

Clinical 評価で 0 点，内視鏡検査後の Complete 評価で 2 点以下であれば低リスクと考えられている。どちらのスコアも，低い点数であれば緊急内視鏡は不要だろうという使い方をするので，この点数を超えたら，緊急内視鏡をやるべきだという方針決定には使うことができない。

6 吐下血・黒色便あるある症例

吐下血・黒色便の common な疾患です。

症例 66歳，男性

主 訴	吐血
現病歴	昨日，20時にトイレで吐血した。量は不明だが，その後，普通に夕食を食べた。自宅で様子を見ていたが，その後はなんともなかった。本日，朝は何も食べられず，13時頃に再度，吐血して10分程度，意識消失した。トイレで吐こうとしたが間に合わなかったようで，意識が戻ったときには居間のテレビ台の脇にうずくまっており，テレビ台一面に血が付いていた。テレビは床に落ちていた。18時頃に家族に連絡したところ，家族が自宅に尋ねてきて状況がおかしいため，119番通報し当院へ救急搬送となった。吐血したのは今回が初めて ROS（＋）：吐血，嘔気・嘔吐 ROS（－）：腹痛，下痢，頭痛，胸痛，呼吸苦，意識障害，咳，咽頭痛
既往歴	40歳頃〜糖尿病・高血圧・脂質異常症あり アルコール性肝硬変，腹部大動脈瘤，脳動脈瘤あり 52歳：脳梗塞（左半身不全麻痺） 64歳：急性心筋梗塞（当院PCI施行） 65歳：糖尿病性足潰瘍
内服薬	アシノン®錠75 mg，ニトロール®Rカプセル20 mg，プラビックス®錠75 mg　ピタバスタチンCa®錠2 mg，カルベジロール®錠10 mg 1/2 T，イミダプリル®塩酸塩錠5 mg，アムロジピン®OD錠2.5 mg，混合（パンテチン散20％，モサプリドクエン塩酸散1％，酸化マグネシウム），ナシロビン®錠10 mg，チワン®カプセル5 mg，ビオスリー®配合錠，ロキソプロフェンナトリウム®錠60 mg
アレルギー	なし
職業・社会歴	元飲食店営業職 独居（家族と別居）
嗜好歴	タバコ：20本/日×32年（20〜52歳）脳梗塞を機に禁煙 アルコール：ウイスキーボトル1/2本/日，缶ビール350 mL 2本/日×30年

	いまは飲んでいない
身体所見	BP：108/91 mmHg，HR：82/min，SpO$_2$：91%（room air），RR：27/min，BT：37.0℃，意識清明　GCS：E4V5M6，顔面蒼白 貧血：あり，黄疸：あり，頸部 LN：なし，咽頭発赤なし 心音：雑音なし・整，呼吸音：wheeze・crackle なし 腹部：平坦かつ軟，圧痛なし，筋性防御なし，反跳痛なし Murphy 徴候（－），McBurney 圧痛点（－），Lanz 圧痛点（－） CVA：－/－，直腸診：黒色～赤黒い便が付着し，血液臭がする
血液検査・血算	WBC：7,000/μL，Lymph：12.6%，Mono：3.9%，Neut：83.3%，Eosino：0.1%，Baso：0.1%，RBC：285×10^4/mm^3，Hb：8.5 g/dL，Hct：25.0%，MCV：87.7 fl，MCH：29.8 Pg，MCHC：34 g/dl，Plt：11.8×10^4/μL
血液検査・生化学	TP：5.09 g/dL，Alb：2.71 g/dL，CK：48 U/L，AST：28 U/L，ALT：22 U/L，LDH：156 U/L，ALP：210 U/L，γGTP：63 U/L，Amy：100 U/L，ChE：137 U/L，Cr：1.16 mg/dL，BUN：78 mg/dL，BG：284 mg/dL，Na：139 mmol/L，K：5.6 mmol/L，Cl：112 mmol/L，T-Bil：0.64 mg/dL，CRP：0.32 mg/dL
尿検査	施行せず
便検査	施行せず
アセスメント	過去に手術歴や肝硬変がある方の，腹痛・嘔気・嘔吐・便通障害ですね。 腸閉塞と言いたいところですが，吐血があるので，違いますね。

　　　　　　　　　　　　　　　　　　　　　　　　　　■：異常高値，■：異常低値

この症例を見て……

検査結果あるある

貧血あるけど，正球性貧血。ということで急性大量出血の予感。

診断推論あるある

吐血でかつ，お尻からも出ているということは相当な出血量と予想。
意識を失っていたのは，失神というよりも肝性脳症か？？　運ばれてきたときにはクリアだが。

 診断へのアプローチ

肝硬変があることから食道静脈瘤破裂または胃静脈瘤破裂を考える。輸血の準備と内視鏡の可否を考える。血液ガス，クロスマッチ，凝固検査，心電図，胸部単純X線写真（図2）をポータブルで。バイタルが持つなら，CT（図3）にも行くが……。

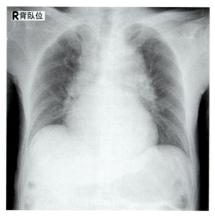

図2　胸部単純X線像

肺水腫がありそうです。

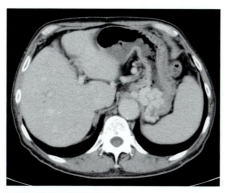

図3　腹部骨盤部造影CT

静脈瘤がぼこぼこです。腹部大動脈瘤はあるが，破裂はなし。

Glasgow Blatchford score：18点，Rockall score：6点。緊急内視鏡をしなくていいとは言えないのでやりました（図4）。

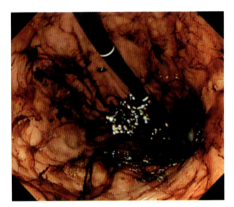

図4　緊急内視鏡検査

胃の中が血でいっぱいです。

あるある診断

診断は**胃静脈瘤破裂・アルコール性肝硬変**でした。まあ，これは吐下血・黒色便ではあるあるですね。内視鏡での止血が難しいと判断し，B-RTOを施行しました。

肝硬変の患者をみるときにはかならずChild-Pugh分類（**表6**）を確認しましょう。

心電図：陳旧性心筋梗塞。

凝固検査は，PT：14.1秒，PT%：63%，INR：1.23，APTT：26.9秒，フィブリノゲン：194 mg/dL，FDP：3.1 μg/mL。

Child-Pughスコア：10点→非代償性肝硬変。

表6　Child-Pugh（チャイルド・ピュー）分類

	1点	2点	3点
脳症	ない	軽度（Ⅰ，Ⅱ）	時々昏睡（Ⅲ〜）
腹水	ない	少量（1〜3 L）	中等量（3 L〜）
血清ビリルビン値（mg/dL）	2.0 未満	2.0〜3.0	3.0 超
血清アルブミン値（g/dL）	3.5 超	2.8〜3.5	2.8 未満
プロトロンビン活性値（%）	70 超	40〜70	40 未満

各ポイントを合計して，その合計で判定する。
- Grade A（軽度）：5〜6点　代償性
- Grade B（中等度）：7〜9点　代償性から非代償性への過渡期
- Grade C（高度）：10〜15点　非代償性

非代償性肝硬変はトラブルが起こるとかなり状態が危険になる可能性があります。

7 想定範囲を超えたヤバヤバ症例

吐下血・黒色便で救急外来を受診された患者さんですが，なかなか大変な状況でヤバヤバだった症例を提示します。

症 例

80歳，男性

主 訴	下血・下痢，上腹部痛
現病歴	数週間前から時々，上腹部痛を自覚していた。NSAIDs内服にて一時的に軽快していたが，本日になって下痢と下血が出現したためERを受診した。
既往歴	糖尿病・脂質異常症なし 腹部大動脈瘤手術(15年前)，胸部大動脈瘤，高血圧，心房細動あり
内服薬	詳細不明
アレルギー	なし
職業・社会歴	ADL：full
嗜好歴	タバコ：20本/日×40年(20～60歳)，アルコール：なし
身体所見	BP：114/78 mmHg，HR：108/min，SpO$_2$：94%(room air)，RR：16/min，BT：37.2℃，意識清明 貧血：なし，黄疸：なし，頸部LN：なし，咽頭発赤なし，頸静脈怒張なし 心音：収縮期雑音ありLevine：Ⅲ/Ⅵ，・リズム不整 呼吸音：wheeze・crackleなし 腹部：膨隆あり，正中部に圧痛あり，筋性防御なし，反跳痛なし，Murphy徴候なし，McBurney圧痛点(−) CVA：−/− 下腿浮腫：軽度あり

7

吐下血・黒色便

血液検査・血算，凝固検査	WBC：13,200/μL，Lymph：12.5%，Mono：5.1%，Neut：81.1%，Eosino：1.1%，Baso：0.2%，RBC：314×10⁴/mm³，Hb：9.7 g/dL，Hct：28.7%，MCV：91.4 fl，MCH：30.9 Pg，MCHC：33.8 g/dl，Plt：30.8×10⁴/μL，PT：13.2秒，PT%：99.5%，INR：1.00
血液検査・生化学	TP：5.85 g/dL，Alb：2.33 g/dL，CK：35 U/L，AST：13 U/L，ALT：14 U/L，LDH：130 U/L，Amy：61 U/L，Cr：0.75 mg/dL，BUN：26.0 mg/dL，BG：127 mg/dL，Na：137 mmol/L，K：4.8 mmol/L，Cl：101 mmol/L，T-Bil：0.55 mg/dL，CRP：8.21 mg/dL
尿検査	潜血（−）蛋白（±）糖（−）ケトン体（−），白血球定性（2＋），亜硝酸塩（−）
便検査	グアヤック 3＋
アセスメント	なんだか，胃潰瘍でもいい感じではあるが，腹部大動脈瘤術後が気になる。

■：異常高値，■：異常低値

この症例を見て……

あるあると思いきやあれあれ？検査結果の第一印象

貧血はあるが，やはり正球性なので，これも急性出血かな？

キレキレ結果解釈

でも，下痢と下血って虚血性腸炎だろうか？ でも，左下腹部痛ではなく上腹部痛ということは……

キレキレプラン

ここは腹部骨盤部造影 CT を撮るしかない（図5，6）。

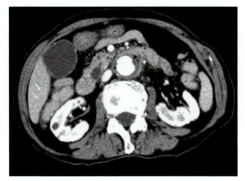

図5 腹部骨盤部造影CT

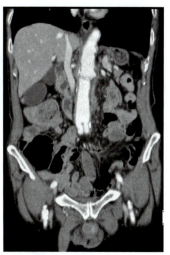

図6 MPR

　人工血管の接合部に異常があり，周辺臓器と癒着像があるように見えます。腸管内のCT値もすこし高めに見えます。心臓血管外科にコンサルテーションし，再手術も視野に入れて入院となりました。

吐下血・黒色便　激ヤバ診断

　診断は大動脈腸管瘻でした。この病気，とてもおそろしいですよね〜。だって，大動脈の血液が腸に流れ込んで，お尻の穴から出てくるわけですから，下血として目に見えますが，大きな瘻孔であったら大量下血で瀕死の状況になります。大動脈瘤破裂の危機を逃れたあとにも，こんなリスクがあるとは，なかなか大変な病気です。

激ヤバ症例からのあるある教訓！

　大量下血で考えるべき病態です！　とにかく真っ赤な血がお尻から出てくるというのは，それだけ勢いよく出ている証拠ですから，動脈出血を考えましょう。胃潰瘍であっても，Dieulafoy潰瘍などは，かなり大量に出血します。早急な止血処置が必要です。

8 まとめ

　吐下血・黒色便は，まずは，バイタルの維持が鑑別よりも大切です。モニター装

着，ルート確保，輸液開始，酸素投与に輸血準備と進めていきましょう。鑑別は二の次であってはいけませんが，急がねばならないときこそ，確実な病歴聴取と状況把握が必要です。蛇足ですが，イカ墨スパゲッティを食べたときは必然的に黒色便になるので，胃潰瘍になるととても紛らわしいので，気をつけましょう！

コラム あるある！臨床現場

　いろいろな疾患で，重症度判定のスコアリングシステムなどが開発されて実臨床で使われていますよね。上部消化管出血のスコアリングシステムも Glasgow-Blacthford スコアや Rockall スコアがよく知られていますが，そのほかもいくつかあります。

　もちろん，それぞれに善し悪しがあるのだと思うのですが，緊急内視鏡治療の必要性を考えたときにどの指標を当てにするのか？　は実際に悩みどころです。そこで，スコアリングシステム間の比較した論文を読んでみました。その結果，Glasgow-Blacthford スコアが 7 点以上のとき，感度 80.4%，特異度 57.4%で最も有用でした（**表7**）。特異度は他のスコアリングシステムでも高くありませんでした。

表7　各スコアリングシステム（Glasgow Blatchford スコアと AIMS65 スコアと入院時 Rockall スコア）における内視鏡検査前での内視鏡治療必要性に関する診断精度

スコアリングシステム	カットオフ値	ハイリスク症例数（%）	感度（%）	特異度（%）	陽性的中率（%）	陰性的中率（%）
Glasgow Blatchford	≧7	1,456（50）	80.4	57.4	31.3	92.4
AIMS65	≧1	1,619（65）	79.7	38.7	25.9	87.6
Admission Rockall	≧3	1,686（57）	69.8	45.9	23.5	86.5

(Stanley AJ et al : Comparison of risk scoring systems for patients presenting with upper gastrointestinal bleeding : international multicentre prospective study. BMJ 356 : i6432, 2017 より引用)

8 腹部膨満

1 腹部膨満の患者が来院したら

　腹部膨満は便秘や嘔気・嘔吐にもつながる症状です。でも，お腹が張ると言いながらも，お腹が膨隆する場合と，膨隆しないものがあることはなんとなくわかりますよね。膨隆するなら，気体か液体か，固体があるから膨隆するし，膨隆しないのは，そんな気持ちになるという自覚症状をきたすような病気ですね。鑑別診断で一度，整理してみましょう。

2 敵を知る ― 鑑別疾患のリストアップ

　まずは鑑別診断を考えます（**表1**）。腹部膨満の6Fは，Fat（肥満），Flatus（腸管ガス），Feces（便），Fluid（腹水），Fetus（妊娠），Fatal growth（がん性腫瘍）として知られています。もう少し具体的にまとめてみましょう。

表1　腹部膨満の鑑別診断

腹部膨隆を伴う疾患（気体・液体・固体）
鼓腸（気体）
- 空気嚥下症
- 消化管運動障害（麻痺性イレウス，巨大結腸症，低カリウム血症，薬物，感染症，排便反射低下）
- 消化管内ガス異常発生（吸収不良症候群，盲管症候群，胃・腸切除後，膵外分泌不全，薬剤）
- 消化管通過障害（腸閉塞）
- 消化管内ガス吸収障害（心不全，門脈圧亢進症）
- 気腹（消化管穿孔，腹腔鏡・開腹術後）

腹水（液体）
- 漏出性腹水（門脈圧亢進症，心不全，下大静脈閉塞）
- 滲出性腹水（化膿性腹膜炎，結核性腹膜炎，膵炎，がん性腹膜炎，悪性リンパ腫，偽粘液腫，中皮腫，リンパ外閉塞，外傷）

臓器腫大（固体）
- 腫大・腫瘍・嚢胞・炎症（消化管，肝，胆，膵，脾，腎，副腎，卵巣，子宮，膀胱）
- その他（妊娠，尿閉，ヘルニア，大動脈瘤）

腹部膨隆を伴わない
- 食道がん
- 胃十二指腸潰瘍
- 炎症性腸疾患
- 逆流性食道炎
- 胃がん
- 慢性膵炎

145

・胆石	・非びらん性胃食道逆流症
・機能性胃腸症・機能性ディスペプシア	・過敏性腸症候群
・糖尿病	・甲状腺機能異常
・副腎機能異常	・薬剤性（NSAIDs, アスピリン, 精神科薬）
・精神疾患	・その他

（須川貴史ほか：腹部膨満感・もたれ．medicina 53：p311，2016 より改変）

3 鑑別診断を進める病歴聴取 ＜ ぼーっと聞いてちゃだめよ！

疾患のキーワードを意識して聞くべき項目をよく考えて，攻める問診をしていきましょう！

腹部膨満で鑑別診断を進めるために聞かなきゃいけない病歴

・げっぷが多いですか？

・過去にお腹の手術を受けたことがありますか？（胃，腸切除術など）

・腹腔鏡手術を受けたことありますか？

・心臓が悪いと言われたことはありますか？

・肝硬変と言われたことがありますか？

・お腹にガスがたまりやすいと感じますか？

・胃十二指腸潰瘍はありますか？

・大腸憩室があると言われたことはありますか？

・過去に結核を患ったことはありますか？

・周囲に結核を患っている方はいますか？

・アルコールをたくさん飲みますか？

・慢性膵炎と言われたことはありますか？

・何かのがんを患っていますか？

・肝臓や腎臓に囊胞があると言われたことがありますか？

・妊娠の可能性はありますか？（女性）

・胸やけ感の自覚はありますか？

・胃もたれ感の自覚はありますか？

・吐き気（嘔気）の自覚はありますか？

・食事をするとすぐに満腹感を自覚しますか？

・みぞおちのあたり（心窩部）が痛くなりますか？

・おならが出そうで出ない感じがありますか？

・何日も便が出ていない感じがありますか？

・便秘と下痢を繰り返すようなことはありますか？

・胆石があると言われたことがありますか？

- 糖尿病がありますか？
- 甲状腺の病気がありますか？
- 副腎機能に異常があると言われたことはありますか？
- 痛み止めをよく内服したりしますか？
- 精神科に通院していますか？
- 精神疾患に対する薬をもらって内服していますか？　など

病歴聴取の**裏側** ➡ 発症メカニズムを意識する！

- げっぷがおおい ▶ 呑気症を想起します。
- 過去にお腹の手術（胃，腸切除術など）▶ 腸閉塞を考えます。
- 腹腔鏡手術 ▶ 気腹するためその影響があるかないかの確認になります。
- 心臓が悪い ▶ 心不全の可能性を考えます。
- 肝硬変 ▶ 門脈圧亢進症の可能性を考えます。
- お腹にガスがたまりやすい ▶ 消化管運動障害，ガス異常産生などを考えます。
- 胃十二指腸潰瘍 ▶ 疾患そのものによる自覚症状と，穿孔による症状を考えます。
- 大腸憩室 ▶ 穿孔による症状を考えます。
- 過去の結核，周囲の方の結核 ▶ 腸結核を考えます。
- アルコール多飲 ▶ 急性膵炎，慢性膵炎，膵分泌不全を考えます。
- 慢性膵炎 ▶ 疾患そのものによる自覚症状として確認します。
- 何かのがん ▶ 疾患そのものによる自覚症状として，腹膜転移なども考えます。
- 肝臓や腎臓に嚢胞 ▶ 疾患そのものによる自覚症状として確認します。
- 妊娠 ▶ 自覚症状，悪阻なども含めて確認します。
- 胸やけ感，胃もたれ感，吐き気（嘔気）▶ 機能性ディスペプシアを想起します。
- 食事をするとすぐに満腹感 ▶ 機能性ディスペプシアを想起します。
- 心窩部痛 ▶ 胃十二指腸潰瘍や膵炎，機能性ディスペプシアを想起します。
- おならが出そうで出ない感じ ▶ 消化管運動障害，ガス異常産生などを考えます。
- 何日も便が出ていない感じ ▶ 消化管運動障害，ガス異常産生などを考えます。
- 便秘と下痢を繰り返すような感じ ▶ 過敏性腸症候群を考えます。
- 胆石があると言われたこと ▶ 胆石による自覚症状を確認します。
- 糖尿病，甲状腺疾患，副腎機能異常 ▶ 便秘などもきたす可能性があります。
- 痛み止め（NSAIDs）やアスピリン ▶ 薬剤性の可能性を考えます。
- 精神科に通院 ▶ 精神科疾患による自覚症状と内服薬による影響を確認します。
- 内服薬 ▶ 薬剤による症状を考えて，お薬手帳を確認します。

4 鑑別診断を進める身体所見

腹部膨満は鑑別診断から考えても，気体，液体，固体を所見としてとらえきれるかですね。聴診，打診，触診などの工夫が必要です。

5 確定診断にむけてのキレキレ検査の組み立て

腹部膨満は，気体・液体・固体は目に見えるものとしてあらわすことができるものもありますが，機能異常の証明は容易ではありません。そうした意味で，診断に検査が使えるものと使えないものがあることを知った上で，対応することが大切です（**表2**）。

- **血算（WBC，RBC，Hb，Ht，Plt）** ▶ 炎症所見・貧血のチェックに使用します。
- **膵酵素（Amylase，Lipase）** ▶ 急性膵炎で上昇。リパーゼのほうが特異的です。
- **HbA1c** ▶ 糖尿病のチェックをします。
- **TSH，fT$_3$，fT$_4$** ▶ 甲状腺機能異常のチェックをします。
- **コルチゾール，ACTH** ▶ 副腎機能異常のチェックをします。
- **CRP** ▶ 炎症・腫瘍なんでもあり。CRP だけでの鑑別は難しい。
- **妊娠反応** ▶ 女性で疑う場合には確実に行いましょう。
- **腹水穿刺** ▶ 滲出性，漏出性のチェック，細胞診でがん性腹膜炎のチェックもします。

表2 腹水の検査項目と鑑別疾患

検査項目	判定レベル	関連疾患
pH	pH<7.40	炎症性腹水
グルコース	腹水/血清比<1.0 または<40 mg/dL	炎症性腹水，消化管穿孔
ビリルビン	腹水/血清比>1.0	腸管または胆管穿孔
LD	腹水/血清比>1.0 LD4，LD5 高値	感染性，がん性腹水 がん性腹水
アミラーゼ	腹水/血清比>0.5	急・慢性膵炎，膵がん
ADA	>30 U/L	結核性腹膜炎
CEA	5 ng/mL	がん性腹水

（矢野正生ほか：体腔液―臨床化学的検査. Medical Technology 33：1379-1389, 2005 より引用）

Data Book

がん性腹水の診断には細胞診が決め手ですが，陽性率は 67.1%であり偽陰性のこともあります。

(Allen VA et al : Assessment of false-negative ascites cytology in epithelial ovarian carcinoma ; a Study of 313 Patients. Am J Clin Oncol 40 : 175-177, 2017 より)

Data Book

門脈圧亢進症による腹水かどうかを見分けるために血清-腹水アルブミン勾配(SAAG : Serum-Ascites Albumin Gradient)を使ってみましょう。

SAAG

=血清アルブミン値－腹水アルブミン値(g/dL)

- SAAG≧1.1 g/dL は，感度 97%以上で門脈圧亢進症を示唆する。
- SAAG＜1.1 g/dL は，門脈圧亢進症ではないことを示唆する。

(Runyon BA et al : The serum-ascites albumin gradient is superior to the exudate-transudate concept in the differential diagnosis of ascites. Ann Intern Med 117 : 215-220, 1992 より)

ただし，うっ血性心不全による心不全でも SAAG≧1.1 g/dL となるが，肝硬変では腹水での総蛋白＜2.5 g/dL となること傾向があり，うっ血性心不全では≧2.5 g/dL となる傾向があるので，SAAG が高いときには心不全も鑑別に入れて，腹水総蛋白値をチェックしましょう。

(堀江義則ほか：本邦におけるアルコール性肝硬変の実態—全国アンケート調査報告 (2014年度). 肝臓 56 : 366-368，2015 より)

- **胸部単純 X 線写真** ▶ 心不全，胸水貯留，free air，肺がん，転移のチェックをします。
- **腹部 US** ▶ 腹水，肝硬変，胆石，総胆管結石，膵炎，などを評価します。
- **腹部骨盤部 CT** ▶ 腸の拡張や腹水貯留，腫瘍の存在をチェックします。肝硬変，腸閉塞，巨大結腸症，S 状結腸軸捻転，胆石，急性胆嚢炎，急性膵炎，慢性膵炎，大腸憩室症，肝嚢胞・腎嚢胞，卵巣嚢腫，腹膜偽粘液腫，がん性腹膜炎などなど，見るべきポイントはすごくたくさんあります。

6 腹部膨満あるある症例

腹部膨満の common な疾患です。

症例	68歳，男性
主 訴	腹部膨満・腹痛
現病歴	もともと肝硬変があり，腹水穿刺・ドレナージの頻度が増加していた。 一昨日まで入院していた。昨日，23：00 から腹痛がひどくなってきた。VAS 7/10 くらい痛かった。朝になっても痛みが続くため，救急外来に受診した。今は臍のまわりが一番痛い。血圧が80～90 台といつもより低い。服薬アドヒアランスは良好で怠薬なし，尿はしっかり出ていた。 ROS（＋）：腹痛，腹水 ROS（－）：吐血，胸痛，呼吸苦，嘔気・嘔吐，下痢
既往歴	糖尿病，脂質異常症あり・高血圧なし 3 年前から肝硬変（非 B 非 C 型肝炎），食道静脈瘤あり（EVL 施行）
内服薬	サムスカ®，スローケー®（現在販売中止），フロセミド，スピロノラクトン，ネキシウム®，ツムラ芍薬甘草湯エキス顆粒，ヘパアクト®
アレルギー	なし
職業・社会歴	会社員　ADL：自立
嗜好歴	タバコ：15 本/日×30 年，アルコール：なし
身体所見	BP：78/40 mmHg，HR：97/min，SpO_2：98％（room air），BT：37.2℃，意識清明，貧血：なし，黄疸：なし，頸部 LN：なし，咽頭発赤：なし， 心音：雑音なし・整，呼吸音：wheeze・crackle なし 腹部；膨満，膨隆あり，臍も飛び出しており，Frog-belly 圧痛：腹部全体にあり，筋性防御なし，反跳痛なし，腸雑音：normoactive Murphy 徴候（－），McBurney 圧痛点（－），CVA：－/－ 下腿浮腫なし

血液検査・血算，凝固検査	WBC：9,900/μL，Lymph：4.4%，Mono：5.6%，Neut：89.7%，Eosino：0.2%，Baso：0.1%，RBC：241×10⁴/mm³，Hb：9.3 g/dL，Hct：27.1%，MCV：112.4 fl，MCH：38.6 Pg，MCHC：34.3 g/dL，Plt：6.3×10⁴/μL，PT：17.9秒，PT%：40.9%，APTT：36.7秒
血液検査・生化学	TP：5.65 g/dL，Alb：2.11 g/dL，CK：61 U/L，AST：21 U/L，ALT：16 U/L，LDH：161 U/L，ALP：238 U/L，γGTP：20 U/L，Amy：23 U/L，Cr：1.91 mg/dL，BUN：33.3 mg/dL，BG：167 mg/dL，Na：130 mmol/L，K：4.4 mmol/L，Cl：104 mmol/L，T-Bil：2.68 mg/dL，CRP：7.43 mg/dL
尿検査	潜血（±）蛋白（－）糖（－）ケトン体（－），白血球定性（－），亜硝酸塩（＋），沈渣：RBC：1-4/1，WBC：1-4/1
便検査	施行せず
アセスメント	過去に手術歴のある方の，腹痛・嘔気・嘔吐・便通障害ですね。

■：異常高値，■：異常低値

この症例を見て……

検査結果あるある

炎症と貧血があります。血小板は低くてアルブミンが低いです。

診断推論あるある

肝硬変に腹痛があり，炎症があるということは……

診断へのアプローチ

胸部単純X線撮影（図1），心電図（図2），US，CT（図3）撮影がルーチンですね。その後，腹水穿刺，できたらやりましょう。

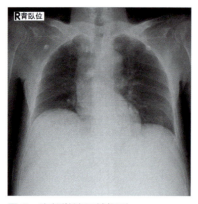

図1　胸部単純 X 線撮影

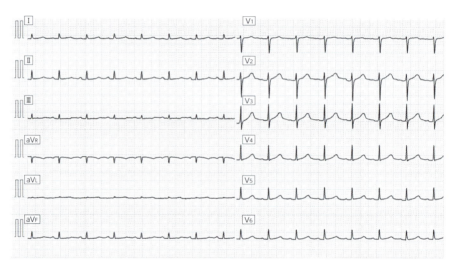

図2　心電図

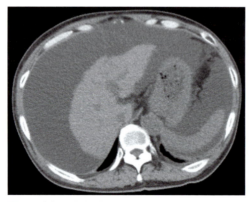

図3　腹部骨盤部造影 CT

　腹水がすごい量です。肝硬変もしっかりあります。

腹水穿刺では，総蛋白：0.64 g/dL，アルブミン：0.28 g/dL，LDH：87 IU，ADA：5.4 U/L，Amy：15 IU，Glu：162 mg/dL，TG：52 mg/dL，CEA：0.6 ng/mL，CA19-9：4 ng/mL，PIVKA-Ⅱ：13 μg/mL，WBC：4.28，RBC：0，単核球：9.5％，多核球：90.5％。

SAAG＝2.11－0.28＝1.83→門脈圧亢進症による漏出性腹水を示唆。

腹水好中球数：3.864/μL。

腹水培養：好中球4＋，菌未検出。

血液培養：*Klebsiella pneumoniae*。

—— あるある診断

診断は，特発性細菌性腹膜炎（SBP）でした。

まあ，これは腹部膨満あるあるですね。腹水中の好中球数が≧250/μLですので，SBPをその時点で疑います。肝硬変からの腹水貯留だけでも腹部膨満感を自覚することになりますが，急速に腹部膨隆がひどくなったり，腹痛が伴うような場合には，SBPを考えなくてはいけないですね。培養で菌が出る場合と出ない場合がありますが，腹水中の好中球数などを診て，診断を詰めていきましょう。

どういうときにSBPを疑うかがひとつのポイントになりますが，発熱や腹痛，意識障害などのときに考えることになりそうです（表3）。

表3 特発性細菌性腹膜炎489例の診断時における身体所見と症候

臨床的症候・所見	症候・所見の出現率
発熱	69％
腹痛	59％
意識障害	54％
腹部圧痛	49％
下痢	32％
麻痺性イレウス	30％
血圧低下	21％
低体温	17％

(McHutchison JG et al：Spontaneous bacterial peritonitis. Gastrointestinal and Hepatic Infections (ed by Surawicz CM et al)，WB Saunders Company, 455, 1994 より引用)

7 想定範囲を超えたヤバヤバ症例

　腹部膨満で救急外来で腸閉塞を否定された患者さんですが，総合内科の外来で精査する中で，なかなかのヤバヤバ症例を提示します。

症例　83歳，男性

主　訴	腹部膨満，発熱
現病歴	1週間前から，腹痛はないが，お腹が張って，尿が全然出なくなった。もともと自尿はあり，コップ2杯くらいは出ていた。4日前，透析クリニックを受診した際に，BT：38.5℃，CRP：6.28であり，ロセフィン1g点滴された。CT上で，腸閉塞が疑われ，当院ER紹介。外科，消化器内科により腸閉塞は否定的と判断し，このときは帰宅となり，経過観察を行った。熱は37℃台くらいだった。昨日，透析中に血圧が変動し，3時間半で透析終了となった。腹部膨満と血圧の変動から，透析クリニックから本日，総合内科に紹介受診となった 経口摂取良好。最終排便：今朝少し出た ROS（＋）：腹部膨満感 ROS（－）：腹痛，下痢，嘔気・嘔吐，倦怠感，悪寒戦慄，咳・痰・咽頭痛
既往歴	糖尿病・高血圧あり，脂質異常症なし 慢性腎不全・血液透析あり（糖尿病性腎症） 骨髄異形成症候群
内服薬	エルカルチン®，オルメテック®，コニール®，バイアスピリン®，パリエット®，プラビックス®，ラシックス®，ヒューマログ®ミックス25 1日2回（朝10-夕6単位）
アレルギー	なし
職業・ 社会歴	ADL：full
嗜好歴	タバコ：20本/日×55年（20〜75歳），現在は禁煙 アルコール：なし

身体所見	BP：113/65 mmHg，HR：87/min，SpO$_2$：98%（room air），RR：16/min，BT：36.7℃，意識清明　GCS：E4V5M6　重篤感はない 貧血：なし，黄疸：なし，頸部 LN：なし，咽頭発赤：なし，頸静脈怒張：なし 心音：雑音なし・整，呼吸音：wheeze・crackle なし 腹部：膨隆あり。軟，Murphy 徴候なし，腹部聴診異常なし，側腹部濁音，濁音界移動あり，波動＋，圧痛なし，筋性防御なし，反跳痛なし，CVA：－/－ 四肢浮腫なし，皮疹なし
血液検査・ 血算	WBC：1,300/μL，Lymph：36.6%，Mono：4.5%，Neut：56.7%，Eosino：0.7%，Baso：1.5%，RBC：400×10^4/mm^3，Hb：11.9 g/dL，Hct：33.4%，MCV：83.5 fl，MCH：29.8 Pg，MCHC：35.6 g/dL，Plt：8.0×10^4/μL，Reti：4%
血液検査・ 生化学	TP：5.77 g/dL，Alb：2.61 g/dL，CK：43 U/L，AST：20 U/L，ALT：13 U/L，LDH：276 U/L，ALP：211 U/L，γGTP：14 U/L，Amy：62 U/L，Lip：44 U/L，Cr：5.11 mg/dL，UA：4.27 mg/dL，BUN：32.5 mg/dL，BG：178 mg/dL，Na：139 mmol/L，K：3.8 mmol/L，Cl：105 mmol/L，T-Bil：0.21 mg/dL，CRP：4.92 mg/dL
尿検査	潜血（－）蛋白（±）糖（－）ケトン体（－），白血球定性（－），亜硝酸塩（－），沈渣：RBC1-4/1，WBC1-4/1
便検査	施行せず
アセスメント	透析患者さんの腹痛がない腹部膨満感だけど，その原因は透析が関与しているのか??

■：異常高値，■：異常低値

この症例を見て……

あるあると思いきやあれあれ？検査結果の第一印象

腸閉塞はないとは言うものの，症状が落ち着いておらず，また，透析患者さんの発熱ということで，菌血症などは考えなくてはいけません。

キレキレ結果解釈

免疫不全がある状況で腹部膨満感ということは，腹水の評価がいるのだろうか……

 キレキレプラン

肝硬変はないので，特発性細菌性腹膜炎はなさそうだが，何かしらの腹膜炎，または，がん性腹膜炎も考えないといけないのだろうか??

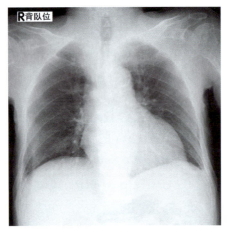

図4 胸部単純X線写真

背臥位なので，胸水の評価はできず（図4）。

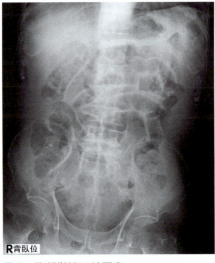

図5 腹部単純X線写真

こんなにガスがあるけど腹水もありそう（図5）。心電図は特記すべき所見なし。

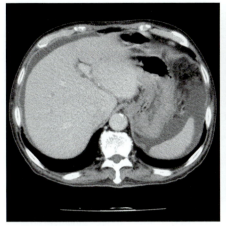
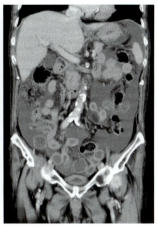

図6 腹部骨盤部造影 CT

腹水貯留もあり，また，腸も浮腫がある．これは，なんだろう（図6）．

腹水穿刺では，リバルタ：（＋），蛋白：4.03 g/dL，アルブミン：1.98 g/dL，Amy：45 IU，TG：33 mg/dL，WBC：3.78，RBC：0，Lymph：78％，Seg：12％，Histio：10％，SAAG＝2.61－1.98＝0.63→＜1.1 なので門脈圧亢進症ではない．

腹水培養では，グラム染色：陰性，菌は同定できず，チールネルセン陰性，抗酸菌培養陰性，PCR 陰性．

腹水 ADA：73.9 U/L，腹水細胞診：陰性．

T-SPOT：陽性．

ツベルクリン反応：強陽性．

胃液抗酸菌：チールネルセン陰性，液体培養陰性，TB DNA PCR（LAMP）陰性．

骨髄液抗酸菌：チールネルセン陰性，液体培養陰性，TB DNA PCR（LAMP）陰性．

腹部膨満　激ヤバ診断

診断は，結核性腹膜炎でした．

激ヤバ症例からのあるある教訓！

培養が出ていないことは確かに診断が確定と言い難いが，結核は培養されにくいことも考慮して，診断的治療に踏み切ってみました．確かに抗菌薬ではまったく，改善がなかったので，抗結核薬 3 剤（INH，RFP，PZA）で治療を開始したところ，腹部膨満感が改善しました！

Data Book

結核性腹膜炎におけるアデノシンデアミナーゼ（adenosine deaminase：ADA）の cutoff 値を 33 U/L としたとき，感度は 100%，特異度は 97%，と報告されている。

(Dwivedi M et al：Value of adenosine deaminase estimation in the diagnosis of tuberculous ascites. Am J Gastroenterol 85：1123-1125, 1990 より)

8 まとめ

　腹部膨満は，最初に申し上げた通り，気体，液体，固体の評価をしたら，次は機能異常です。目に見えるものの診断は誰にとっても理解しやすく，見つけやすいのですが，目に見えないものの診断は簡単ではないです。でも，見えないものを見透かす，見定めるのが臨床医の心眼とも言える能力です。内視鏡や CT での評価が当たり前の昨今，目に見えないと病気すらないと考えてしまうことが多いように思いますが，症状がそこにあるのであれば，病気がないという錯覚を振り払い，何かの疾患があるのではないか，という思いを持って，拾い上げていく努力が必要だと思います。

コラム あるある！臨床現場

　♪どうしてお腹が張るのかな？

　お腹の中のガスが増えるときと増えないときがあることは，誰しもが経験することと思います。病気とは言えないレベルの話かもしれませんが，人によってはとても気になるため，主訴として受診されるかもしれません。敵を知ることは，やはり大切だと本書では考えています。大久保らは，過敏性腸症候群（irritable bowel syndrome：IBS）や機能性腹部膨満などの common な機能性消化管疾患や，大腸がんなどの器質的疾患，慢性偽性腸閉塞症（chronic intestinal pseudo-obstruction：CIPO）といった希少難病など，様々な可能性が含まれている，と述べています（図7）。消化管運動障害や慢性膵炎に引き続いて起こるとされる，小腸内細菌異常増殖症（small intestinal bacterial overgrowth：SIBO）などもその原因であり，実はよく知られていない，CIPO や SIBO という疾患が見逃されている可能性もあります。CIPO は器質的異常がないものの，6 カ月以上腹部膨満の症状が続き，CT などで小腸の腸管拡張像や，鏡面形成を呈する状況です。また，SIBO は，腸内細菌によって腸内の糖類は短鎖脂肪酸（SCFA）に分解され，その際

に水素やメタンなどのガスが産生されます。腸内細菌が増殖するとこれらが過剰になり，悪心や腹部膨満の大きな原因となると言われています。

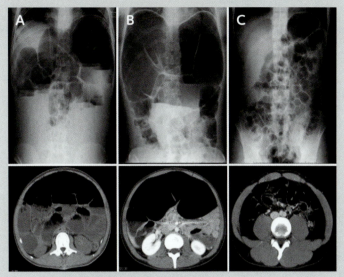

図7 典型画像（上段：X線，下段：CT）
A：CIPO，B：巨大結腸症，C：SIBO

（大久保秀則ほか：腸内ガス・腹部膨満「お腹が張って苦しいです」．medicina 54：p918, 2017）

　巨大結腸症という見た目の診断はよく知られているものの，正しい診断が得られているとも言えないため，消化器医師の幅広い診断能力が求められると思います。大久保らは，内視鏡分野では世界トップレベルのわが国も「内視鏡では捉えることのできない」腹部症状の診療をしっかりと行えるかが，今後わが国の臨床医に切に求められる，としています。

9 | 黄疸

1 黄疸の患者が来院したら

　黄疸ときけば，肝臓・胆管あるある！　と思うのが世の常ですが，ちょっぴり血液もからみますね。一見して顔や目を見て，黄色い！　と思うときはすぐに見つけられますが，微妙なときもあります。総ビリルビンが 3 mg/dL を超えると目に見えてわかるレベルです。では，黄疸あるあるについて考えてみましょう。

2 敵を知る ＜鑑別疾患のリストアップ＞

　まずは鑑別診断を考えます（表1）。黄疸の原因は大きく分ければ，①肝細胞障害（肝細胞性黄疸），②胆管閉塞による腸管への通過障害（閉塞性黄疸），③赤血球の破壊の亢進（溶血性黄疸）です。血液疾患は溶血性貧血のオンパレードです。あとは，石，がん，薬剤を意識していくとわかりやすいと思います。

表1　黄疸の鑑別診断

直接（抱合型）ビリルビン上昇
肝細胞障害
- 急性肝炎（ウイルス性・アルコール性）
- 急性肝不全
- 薬剤性肝障害
- 非アルコール性脂肪肝炎（NASH）
- 原発性硬化性胆管炎
- 敗血症
- うっ血肝
- Dubin-Johnson 症候群
- 慢性肝炎急性増悪
- 肝硬変（非代償型）
- 自己免疫性肝炎
- Wilson 病
- 原発性胆汁性肝硬変
- 急性膵炎
- 妊娠肝
- Rotor 症候群

閉塞性黄疸
- 総胆管結石
- 総胆管狭窄
- 急性胆管炎
- 胆管がん
- 十二指腸乳頭部がん
- 甲状腺機能亢進症
- Mirrizi 症候群
- 寄生虫（回虫，肝吸虫）
- 急性胆嚢炎
- 胆嚢がん
- 膵がん
- 完全静脈栄養

間接（非抱合型）ビリルビン上昇
溶血性貧血など
- 遺伝性球状赤血球症
- 自己免疫性溶血性貧血

- 楕円赤血球症
- ピルビン酸キナーゼ欠損症
- 微小血管障害性溶血性貧血(DIC, TTP, HUS)
- Passenger lymphocyte syndrome

その他
- 巨赤芽球性貧血
- 重症鉄欠乏性貧血
- 鉛中毒
- Crigler-Najjar 症候群
- サラセミア

- グルコース6リン酸デヒドロゲナーゼ(G6PD)欠損症
- 鎌状赤血球症
- 発作性夜間ヘモグロビン尿症

- 甲状腺機能亢進症
- 心不全
- Gilbert 症候群
- 薬剤性(リファンピシン, プロベネシドなど)

3 鑑別診断を進める病歴聴取 ◀ ぼーっと聞いてちゃだめよ!

　疾患のキーワードを意識して聞くべき項目をよく考えて, 攻める問診をしていきましょう!　黄疸の原因は, ①肝細胞障害(肝細胞性黄疸), ②胆管閉塞による腸管への通過障害(閉塞性黄疸), ③赤血球の破壊の亢進(溶血性黄疸)ですから, そのあたりのことを意識して病歴を聞いていきましょう。

黄疸で鑑別診断を進めるために聞かなきゃいけない病歴

- いつ頃から皮膚が黄色くなったことに気づきましたか?
- 熱が出ていますか?(出ましたか?)
- アルコールをたくさん飲みますか?
- B型肝炎とかC型肝炎と言われたことはありますか?
- 医療関係者で針刺しなどをしていませんか?
- 長年, 肝炎を患っていますか?
- カキなどの海産物を食べてから熱が出たり, 皮膚が黄色くなりましたか?
- 新しく飲み始めた薬剤はありますか?
- 健診で脂肪肝を指摘されたことはありますか?
- お酒が飲めず, 脂肪肝とか高カロリー食の傾向がありますか?
- 手足が勝手に動くようなことがありますか?
- 腹痛はありますか?
- 心不全などはありますか?
- 妊娠している可能性はありますか?(女性)
- 特に症状がなく, ただ, 皮膚が黄色くなっただけですか?
- 胆石があるとか, 総胆管に石があると言われたことはありますか?
- 過去に胆嚢や総胆管の手術や処置を受けたことがありますか?
- 東南アジアや南米で加熱処理されていない生魚を食べたりしていませんか?
- 海外旅行でサラダなどの生野菜を食べたことは最近, ありますか?

- 甲状腺の病気を指摘されたことはありますか？
- 動悸や多汗，イライラなどの症状がありますか？
- 何かの病気などで食事が摂れず，静脈栄養だけで過ごしていますか？
- だるさ，めまい，息切れ，頭痛などがありますか？
- 腰痛や背部痛がありますか？
- 濃い尿，コーラのような色をした尿が出たりしていませんか？
- 胃の手術を受けたことがありますか？
- 小腸の手術を受けていますか？
- 菜食主義（ベジタリアン）ではありませんか？
- お酒が多くて，食事をしっかり食べていないことがありますか？
- PPIやH₂ブロッカー，塩化カリウムなどの薬剤を内服していませんか？
- 鉄剤などを飲んでも貧血が改善しない状況ですか？
- 塗装の仕事をしていますか？
- 現在，内服しているお薬を教えてください（お薬手帳の確認）　など

病歴聴取の裏側 ➡ 発症メカニズムを意識する！

- いつ頃から皮膚が黄色くなったか ▶ 急性？　慢性？　の確認。
- 熱が出たか？ ▶ 感染症，胆管炎，胆嚢炎，がん，甲状腺，溶血性貧血などを考えます。
- アルコール多飲 ▶ アルコール性肝炎・肝硬変，急性膵炎，巨赤芽球性貧血を考えます。
- B型肝炎，C型肝炎 ▶ 肝炎，肝硬変を考えます。
- 医療関係者の針刺し ▶ 急性B型肝炎のリスクがあります。
- 長年，肝炎を患っているか ▶ 肝硬変を考えます。
- カキなど海産物を食べてから熱が出たり，皮膚が黄色い ▶ 急性A型肝炎を考えます。
- 新しく飲み始めた薬剤 ▶ 薬剤性肝障害の可能性を考えて確認します。
- 健診で脂肪肝，お酒が飲めず，高カロリー食の傾向 ▶ NASHの可能性を考えます。
- 手足が勝手に動く ▶ Wilson病を疑うきっかけになる可能性があります。
- 腹痛 ▶ 急性胆嚢炎，胆管炎，膵炎，総胆管結石嵌頓，Mirrizi症候群，溶血性貧血などを考えます。
- 心不全 ▶ うっ血肝の可能性を考えます。
- 妊娠している可能性 ▶ 妊娠肝を疑って確認します。
- 特に症状がなく，ただ皮膚が黄色くなった ▶ 体質性黄疸，薬剤などを考えます。
- 胆石や総胆管結石 ▶ 急性胆嚢炎，胆管炎，膵炎，総胆管結石嵌頓，Mirrizi症候群，

溶血性貧血などを考えます。

- 過去に胆嚢や総胆管の手術歴や処置歴 ▶ 胆管狭窄の可能性を確認します。
- 東南アジアや南米で生魚を食べた ▶ 肝吸虫の可能性を考えます。
- 海外旅行でサラダなどの生野菜を食べた ▶ 回虫の可能性を考えます。
- 甲状腺の病気を指摘，動悸や多汗，イライラ ▶ 甲状腺機能亢進症を確認します。
- 何かの病気などで食事が摂れず，静脈栄養だけ ▶ 完全静脈栄養での黄疸と考えます。
- だるさ，めまい，息切れ，頭痛など ▶ 溶血性貧血でよくみられます。
- 腰痛や背部痛 ▶ 溶血性貧血の急性症状と言われています。
- 濃い尿，コーラのような色 ▶ 溶血性貧血でよくみられます。
- 胃の手術，小腸の手術 ▶ 巨赤芽球性貧血を考えます。
- 菜食主義（ベジタリアン），お酒が多くて食事を食べない ▶ 巨赤芽球性貧血を考えます。
- PPI や H_2 ブロッカー，塩化カリウムなどの薬剤 ▶ 巨赤芽球性貧血を考えます。
- 鉄剤などを飲んでも貧血が改善しない状況 ▶ 重症鉄欠乏性貧血を考えます。
- 塗装の仕事 ▶ 鉛中毒を想起します。
- 内服薬 ▶ あらゆる薬剤で嘔気・嘔吐の副作用があります。

Data Book

表2　黄疸の原因トップ10

1 ）肝硬変や慢性肝炎の増悪	（21〜25%）
2 ）敗血症やショック	（22〜27%）
3 ）アルコール性肝炎	（16%）
4 ）胆石疾患	（14〜16%）
5 ）悪性腫瘍	（6〜42%）
6 ）急性ウイルス性肝炎	（2〜9%）
7 ）薬剤性肝障害	（4〜7%）
8 ）Gilbert 症候群	（6%）
9 ）溶血性貧血	（2.5%）
10）自己免疫性肝炎	（0.3〜2%）

（植西憲達：黄疸. medicina 48：1572-1577, 2011 より作成）

やはり血液疾患よりは肝臓や胆石がらみが多いことがわかります（表2）。

4 鑑別診断を進める身体所見

　黄疸は鑑別診断から考えても，肝臓と胆嚢・胆管，そして血液疾患なので，実際には診断に直結する特異的な身体所見は限られていると思います。黄疸に加えて下記の所見があるかどうかを考えていきましょう。

- 眼球，皮膚の黄染を確認しましょう。
- 右上腹部～心窩部の圧痛，Murphy 徴候は急性胆嚢炎を考えます。
- 羽ばたき振戦，女性化乳房，くも状血管腫，手掌紅斑，蛙腹，波動触知，脾腫，下肢浮腫は肝硬変の特徴的所見です。
- 腹壁手術痕(開腹・腹腔鏡手術)は，胆管狭窄との関与を考えます。
- 錐体外路徴候や Kayser-Fleisher 輪は Wilson 病の評価ために必要です。
- 貧血があるときは溶血性貧血を考えます。
- 下腿浮腫，頸静脈怒張，心拡大などがあるときは心不全からのうっ血肝などを考えます。

5 確定診断にむけてのキレキレ検査の組み立て

　黄疸で検査結果が役立つのは主に血液検査と腹部の画像検査になると思います。

- 血液検査(WBC，RBC，Hb，Ht，Plt) ▶ 炎症所見，貧血のチェック，肝硬変の汎血球減少のチェックに使用します。
- MCV，MCH，MCHC ▶ 小球性，正球性，大球性貧血の評価をします。
- 破砕赤血球 ▶ 溶血性貧血のチェックに使います。
- ハプトグロビン，Coombs 試験，網状赤血球 ▶ 溶血性貧血のチェックに使用します。
- Alb ▶ 肝硬変を考えます。
- AST，ALT ▶ 極端に高ければ，急性肝炎，逆に低い時～正常値は肝硬変を考えます(表2)。
- ALP，γGTP ▶ 胆管炎や，総胆管結石嵌頓，胆管がん，膵がん，乳頭部がんなどの閉塞性黄疸時に上昇します。胆汁うっ滞性の薬剤性肝障害を考えるときも要チェックです。
- LDH ▶ 溶血性貧血や，悪性腫瘍を考えるきっかけになります。
- T-Bil，D-Bil ▶ 直接・間接ビリルビンをきちんと評価しましょう(表3)。
- CRP ▶ 炎症，腫瘍の際に上昇しますが，黄疸の診断にすごく貢献はしないと思います。
- PT ▶ 肝硬変でチェックして，現在の肝臓の状態を評価します。
- 抗核抗体，抗平滑筋抗体，抗 LKM-1 抗体，ANCA ▶ 自己免疫性肝炎を考えるとき

に検査します。

- HBs 抗原，HBs 抗体，HBc 抗体 ▶ B 型肝炎の評価をします。
- IgM-HBc 抗体 ▶ 急性 B 型肝炎の評価をするときに追加します。
- HCV 抗体 ▶ C 型肝炎の評価をします。
- HA 抗体，IgM-HA 抗体 ▶ 急性 A 型肝炎の可能性があるときに検査します。
- 尿検査 ▶ ビリルビンなどで溶血性かどうかを評価します（表 3）。
- 腹部 US，腹部骨盤部 CT，MRI/MRCP ▶ 肝炎，肝硬変，胆石，総胆管結石，脾腫，急性胆嚢炎，急性胆管炎，急性膵炎，悪性腫瘍（胆嚢がん，胆管がん，膵がん，十二指腸乳頭部がん，など）を評価します。

表 3　黄疸の主な病態の鑑別

	溶血性黄疸	肝細胞性黄疸	肝内胆汁うっ滞性黄疸・閉塞性黄疸
血中ビリルビン	間接ビリルビン↑	直接ビリルビン↑	直接ビリルビン↑
AST，ALT	AST のみ↑	↑↑	正常〜↑
ALP，γ-GTP	正常	正常〜↑	↑↑
尿中ビリルビン	（−）	（＋）	（＋）
尿中ウロビリン	（＋）	（＋）	（−）
便中ステルコビリン	（＋）	（−）	（−）

AST：aspartate aminotransferase，ALT：alanine aminotransferase，ALP：alkaline phosphatase，γ-GTP：γ-glutamyltranspeptidase。
溶血性黄疸の際，血中に増加する間接ビリルビンは水に不溶であるため，腎を通過せず尿中には出現しない。そのため，尿中ビリルビン測定は，黄疸における原疾患の鑑別，経過判定などに有用である。
（依光大祐ほか：黄疸．臨床検査 62：p561，2018 より転載）

6 黄疸あるある症例

黄疸の common な疾患です。

症例　78 歳，女性

主　訴	腹部違和感，黄疸
現病歴	昨日，入浴後に突然，みぞおちのあたりがきりきりと痛くなった。3 時間くらい持続してすこし楽になったが，近医を受診したとこ

	ろ，整腸剤が処方されて帰宅となった．改善しないときは病院に行くように言われていた．翌日，痛みはなくなり，食事は全部食べることができるが，何となくお腹のことが気になり，また，家族から目がすこし黄色いと言われて胆石もあることから，念のため当院を受診した ROS（＋）：腹部違和感 ROS（－）：腹痛，動悸，息切れ，冷汗，胸痛，頭痛，下痢，嘔吐・嘔吐
既往歴	糖尿病・高血圧・脂質異常症なし 胆石あり，腎機能低下を指摘されている 38 歳：胃潰瘍手術後（Billroth-Ⅰ法再建） 72 歳：慢性心房細動でアブレーション施行
内服薬	ワーファリン®錠 1 mg，クレストール®錠 2.5 mg，カルベジロール®錠 2.5 mg，フロセミド®錠 20 mg，アミオダロン®錠 100 mg，モサプリドクエン酸塩錠 5 mg ランソプラゾール®，レンドルミン®D 錠 0.25 mg，ビオフェルミン®錠剤
アレルギー	なし
職業・ 社会歴	無職　ADL 自立
嗜好歴	タバコ：なし，アルコール：3 合/日
身体所見	BP：92/58 mmHg，HR：103/min，RR：15/min，SpO_2：96％（room air），BT：36.5℃ 貧血：軽度あり，黄疸：あり，頸部 LN：なし， 咽頭発赤なし，口腔内出血なし，発赤なし 心音：雑音なし・整，呼吸音：wheeze・crackle なし 腹部：平坦かつ軟，圧痛なし，筋性防御なし，反跳痛なし 肝叩打痛（＋），CVA：－/－ Murphy 徴候（－），McBurney 圧痛点（－），Lanz 圧痛点（－） 腸雑音：normoactive 下腿浮腫なし

血液検査・血算，凝固検査	WBC：8,100/μL，Lymph：8.7%，Mono：3.7%，Neut：87.4%，Eosino：0.1%，Baso：0.1%，RBC：408×10⁴/mm³，Hb：12.6 g/dL，Hct：38.4%，MCV：94.1 fl，MCH：30.9 Pg，MCHC：32.8 g/dL，Plt：12.1×10⁴/μL，PT：23.2秒，PT%：29.4%，APTT：30.1秒
血液検査・生化学	TP：7.46 g/dL，Alb：4.15 g/dL，CK：102 U/L，AST：1,328 U/L，ALT：653 U/L，LDH：1,156 U/L，ALP：489 U/L，γGTP：260 U/L，Amy：36 U/L，Lip：19 U/L，溶血：(−)，乳糜：(−)，黄疸：(−)，Cr：1.55 mg/dL，UA：6.99 mg/dL，BUN：25.2 mg/dL，BG：123 mg/dL，Na：138 mmol/L，K：4.1 mmol/L，Cl：105 mmol/L，T-Bil：2.45 mg/dL，D-Bil：1.71 mg/dL，CRP：3.0 mg/dL
尿検査	潜血(−)蛋白(−)糖(−)ケトン体(−)，白血球定性(−)，亜硝酸塩(−)
便検査	施行せず
アセスメント	過去に胃の手術歴があり，胆石があります．突然発症というのは，やはり，詰まる，捻じれる，破れるですが，黄疸と関係するなら……

■：異常高値，■：異常低値

この症例を見て……

検査結果あるある

肝胆道系酵素バカ上がりですね．黄疸といっても，めちゃくちゃは高くないですね．

診断推論あるある

突然，痛くなったけど，いまは痛みはよくなっている，ということがポイントですね．肝胆道系で詰まるとしたら，ま，あそこしかないですね．

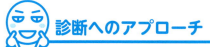 **診断へのアプローチ**

ルーチンで胸部単純 X 線撮影(図 1),心電図(図 2),US,CT 撮影(図 3,4),MRCP(図 5)ですね。

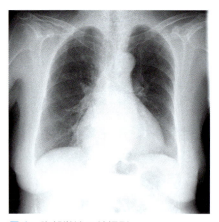

図1　胸部単純 X 線撮影

一応,心不全のチェックをしましょう。

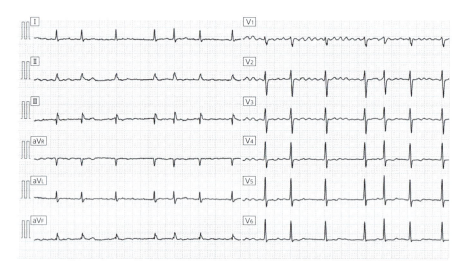

図2　心電図

心不全,甲状腺機能亢進症の評価をしましょう。慢性心房細動でちょっと嫌な心電図ですが,今回の病態では直接の関係はなさそうですね。

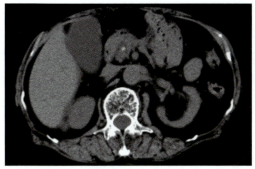

図3 腹部骨盤部造影CT

さあ，探しますよ！

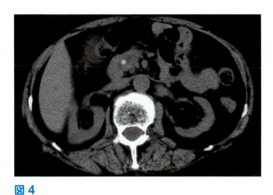

図4

北斗星のように，光かがやいていますね！

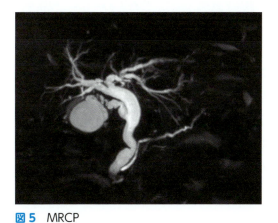

図5 MRCP

総胆管は拡張して，なんとなく，一番下のところで低信号になっていますね。

── あるある診断

診断は総胆管結石でした。まあ，これはまさに黄疸あるあるですね。突然発症な

ので，総胆管結石が嵌頓したものの，何かの拍子で外れたか，落下したために腹痛が楽になり，黄疸もひどくないものの肝胆道系酵素が上がったと推測できます。急性胆管炎にはならずにすんでいると言えます。こういうときに悪さをするのは大きな胆石ではなく，小さい石ですので，もしも，嵌頓していれば，内視鏡的にドレナージまたは砕石になると思います。今回は，その後の経過観察で改善しました。

7 想定範囲を超えたヤバヤバ症例

黄疸で救急外来に受診された患者さんですが，若い女性のなかなかヤバい症例を提示します。

症例 28 歳，女性

主 訴	黄疸，心窩部不快感
現病歴	3 日前に胃のムカムカ感，悪心が出現し，近くの病院の救急外来を受診した。逆流性食道炎などを疑われて，タケプロン®OD 錠 30 mg，ビオスリー®配合錠，プリンペラン®錠 5 mg が処方された。プリンペラン®を内服した後は，悪心は治まっていたが，時間が経つとまた症状が出現した。昨日とおとといは，あまり症状は改善せず経過したが，寒気がすごくて，何枚も洋服を重ねて着ていたが寒かった。胃の辺りの痛みもあった。本日，どうにも症状が改善しないので，近くのクリニックに受診したところ，採血が施行され，T-Bil 5.3，AST 2703，ALT 3459，LD 736 であったため，肝機能障害の精査目的のため，クリニックから当院へ救急車で搬送された。腹痛は落ち着いている ROS（＋）：黄疸，胃のむかむか感，軟便，褐色尿 ROS（－）：嘔気・嘔吐，下痢，腹痛，胸痛，頭痛，食欲低下，発熱
既往歴	糖尿病・高血圧・脂質異常症なし
内服薬	ラベプラゾール 10 mg，ナウゼリン®10 mg
アレルギー	なし
職業・社会歴	無職　両親と同居　ADL：full

嗜好歴	タバコ：なし，アルコール：機会飲酒程度
身体所見	BP：86/52 mmHg，HR：72/min，SpO₂：98%（room air），RR：12/min，BT：36.6℃，意識清明 貧血：なし，黄疸：あり，頸部LN：なし，咽頭発赤なし，頸静脈怒張なし 心音：雑音なし・整，呼吸音：wheeze・crackle なし 腹部：平坦かつ軟，右季肋部に軽度叩打痛・圧痛あり，Murphy徴候なし 筋性防御なし，反跳痛なし，CVA：－/－
血液検査・血算	WBC：5,200/μL，Lymph：23%，Mono：13.3%，Neut：62.3%，Eosino：1.0%，Baso：0.4%，RBC：419×10⁴/mm³，Hb：12.8 g/dL，Hct：37.0%，MCV：88.3 fl，MCH：30.5 Pg，MCHC：34.6 g/dL，Plt：13.1×10⁴/μL
血液検査・生化学	TP：6.61 g/dL，Alb：3.9 g/dL，CK：28 U/L，AST：1,615 U/L，ALT：2,529 U/L，LDH：344 U/L，ALP：303 U/L，γGTP：106 U/L，Amy：50 U/L，溶血：（－），乳糜：（－），黄疸：（－），Cr：0.51 mg/dL，BUN：4.5 mg/dL，BG：77 mg/dL，Na：137 mmol/L，K：3.5 mmol/L，Cl：103 mmol/L，T-Bil：5.06 mg/dL，D-Bil：3.95 mg/dL，CRP：0.8 mg/dL，PT：16.1 秒，PT%：50.2%，APTT：39.4 秒
尿検査	潜血（－），蛋白（－），糖（－），ケトン体（1＋），白血球定性（－），亜硝酸塩（－）
便検査	施行せず
アセスメント	AST，ALTが4ケタということは……

■：異常高値，■：異常低値

この症例を見て……

 あるあると思いきやあれあれ？検査結果の第一印象

若い人だから，伝染性単核球症となのかな？　と思ったけど，リンパ球がそれほど多くない……。

キレキレ結果解釈

なんだか PT 延長していたり，BUN 低かったり，AST・ALT 4桁ということは相当に肝臓にダメージを与えているということか……。

 キレキレプラン

アルコールは機会飲酒程度とのことなので，急性ウイルス性肝炎，または劇症肝炎を疑って A 型肝炎，B 型肝炎を中心に，念のため閉塞性黄疸も疑いつつ精査していく。A 型肝炎，B 型肝炎を意識した病歴聴取を加え，ウイルスマーカーのチェックを追加しましょう。

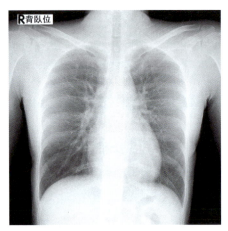

図6 胸部単純 X 線写真

異常なし（図6）。

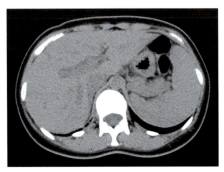

図7 腹部骨盤部 CT

肝臓も大きいし，脾臓も大きめ，総胆管結石はなさそう（図7）。

表4 A型，B型，C型肝炎マーカーのスクリーニング検査結果

• HBs 抗原 (CLEIA 定性) • HBs 抗原 (カットオフ値)	(+) 2,000
• HBV RT-PCR • HBV RT-PCR 判定	6.25 (+)
• HA 抗体 IgM/(CLIA) • HA 抗体 IgM (判定)	0.4 (−)
• HCV 抗体 (第3世代) • HCV 抗体 カットオフ値	(−) 0.1

ということで，B型肝炎ウイルス感染が候補（**表4**）。

表5 さらに踏み込んだB型肝炎ウイルスマーカーの検査結果

• HBs 抗体 (CLEIA 定性)	(−)
• HBe 抗原 (CLIA) • HBe 抗原 S/CO 値	(+) 19.8
• HBe 抗体 (CLIA) • HBe 抗体 Inhibition	(−) 45
• HBc 抗体 IgM (CLIA) • HBc 抗体 IgM S/CO 値	(+) 33.9

　HBs 抗原陽性，IgM-HBc 抗体陽性，さらに HBe 抗原陽性，抗体陰性という点で急性B型肝炎が確定，PT 延長もあり，BUN の低下もあり，典型的なパターンと考えられる（**表5**）。

▔▔ 黄疸　激ヤバ診断

　診断は急性B型肝炎でした。

▔▔ 激ヤバ症例からのあるある教訓！

　若い女性の急性B型肝炎でした。家族歴もなく，血液に触れるとか，針刺しするような仕事もしていないし，もちろん，薬物乱用とかもないと言われていたので，ほぼ性交渉による感染を考えていました。性交渉に関する質問は，なかなか若い女

性に正直に話してもらうのは難しく，いわゆる commercial sex worker なのか，それともパートナーに問題があるのかを病歴で聞き出すのはとても気をつかうものです。でも，やはり，そこは，TPO をわきまえるなどしてプライバシー保護もきちんと説明し遵守して，対応すべきです。結果として，この症例は，交際相手が B 型肝炎のキャリアであったことがわかりました。きちんと話をして，治療を進めることができました。

8 まとめ

　黄疸は，消化器あるあるならば，肝臓，胆嚢，胆管で決着です。急性肝炎と閉塞性黄疸はきわめて"あるある"です。今回は取り上げませんでしたが，血液疾患のこともあるので，溶血性貧血の初期診断の方法も知っておくことは，とても大切なことだと思います。直接ビリルビン，間接ビリルビン，尿ビリルビンなどを評価できるようになることがファーストステップかと思います。

コラム あるある！臨床現場

　あるある臨床現場というより，あるある国家試験対策の方がいいかもしれないのが，体質性黄疸です（表6）。この4つは，なんで覚えなきゃいけないの？　そんなに大切なの？　ってくらい勉強したけど，実臨床でほとんど見ることがない！というより，どういうときにこういう患者さんがいるのかわからず，診断法がいまひとつ不明＆治療しないと死んじゃうこともないから，見過ごしても（失礼！）患者さんに大きな不利益がないという病気ですね。でも，知っておくと，あの黄疸はよくわからなかったけど，これだったのかな？　と思うときもあり，決して無駄な知識ではないですね。確定診断に肝生検をする場合もありますが，そこまでやらなくてもいいケースが多いように思います。もちろん，患者さんとよく相談です。

表6 体質性黄疸

体質性黄疸	ビリルビン	症状の出現と程度など
Gilbert 症候群	直接↑	過労や，感冒，絶食した際に軽度の黄疸あり 自覚症状はほとんどない
Crigier-Najjar 症候群	直接↑	Ⅰ型は予後が不良で生後数日で核黄疸になる Ⅱ型は生後数日で高度黄疸になるが軽快する
Dubin-Johnson 症候群	間接↑	慢性的な全身倦怠感と肝腫大と黄疸のみ
Rotor 症候群	間接↑	ほぼ無症状

10 体重減少

1 体重減少の患者が来院したら

　体重減少と言われたら……「がん」，誰しもが思いつく病気ですね。がん以外に目を向けたとき，日本の国情で飢餓状態という方は，決して他国に比べて多いとは言えず，どちらかと言えば，独居老人，介護力不足，ネグレクトなどが高齢化先進国・日本の課題と言えるかもしれません。でも，臓器別にみて消化器あるあるとしては，やはり，あらゆる部位のがんが最も想起しやすいはずです。だからといって，消化器のがんを探して見つからなかったから「はい，自分の仕事は終わり！」というのはちょっといただけないですね。体重減少の患者さんが来たら，どうアプローチしていくか幅広い視点から考えていきましょう。

2 敵を知る ◀ 鑑別疾患のリストアップ

　まずは鑑別診断を考えます（**表1**）。体重減少の定義ですが，病的な体重減少とは，一般的に「意図的な食事制限・運動変化なしで，5％以上の体重減少が6～12カ月以内で生じた場合」となっています。(Wong CJ : Involuntary weight loss. Med Clin North Am 98 : 625-643, 2014)

表1　体重減少の鑑別診断

悪性腫瘍	
・消化管がん（食道・胃・十二指腸・大腸）	・肝臓がん
・胆嚢がん・胆管がん	・膵がん
・肺がん	・血液悪性腫瘍（悪性リンパ腫など）
・乳がん	・卵巣がん
・子宮がん	・泌尿器・生殖器（前立腺がんなど）
・がん性悪液質	
消化管疾患	
・胃十二指腸潰瘍	・炎症性腸疾患（Crohn病，潰瘍性大腸炎）
・慢性膵炎	・吸収不良症候群
・腸閉塞	・蛋白漏出性胃腸症
肝胆膵疾患	
・慢性肝炎	・肝硬変
・肝不全	

精神疾患
- うつ病
- 摂食障害・神経性食思不振症
- 運動過剰
- 不安神経症
- アルコール依存症
- 適応障害

内分泌疾患
- 糖尿病
- 副腎不全
- 低ナトリウム血症
- 高カルシウム血症
- 甲状腺機能亢進症
- 褐色細胞腫
- 高マグネシウム血症

感染症
- 感染性心内膜炎
- 結核
- サイトメガロウイルス感染症
- 慢性真菌感染症
- HIV 感染症・AIDS
- 非結核性抗酸菌症
- 寄生虫

神経疾患
- 脳卒中
- 認知症
- 神経筋疾患
- パーキンソン病
- 多発性硬化症

循環器・呼吸器・腎臓
- うっ血性心不全(重度)
- 腎不全
- 慢性閉塞性肺疾患(重度)

心理社会的・高齢化
- 孤立(独居など)・孤独感
- 死別
- 嚥下障害
- 貧困
- 虐待・ネグレクト
- 義歯不全・歯痛

薬剤性
- メトホルミン
- テオフィリン
- SSRI
- NSAIDs など
- ジゴキシン
- レボドパ
- ACE 阻害薬

　でも，ご想像の通り，消化器疾患以外にもたくさんの病気で体重減少を引き起こすので，できるかぎり臓器別にリストアップできればと思います。

　想起の仕方はいろいろあるのですが，消化器あるある的には，「GERDPPI」です！　身近で覚えやすい！　GERD は Gastric, Endocrine/Electrolyte, Respiratory, Drug です。PPI は，Psychiatric, neoPlasm, Infection/Inflammation です。

（森川　暢：総合内科 ただいま診断中！—フレーム法で，もうコワくない，中外医学社，2018 より）

　高齢者での体重減少に関しては「Meals on Wheels」でまとめられています(**表 2**)。

　でも，さすがに覚えられないと思いますので，ここを見ればわかる！　という認識が大切かもしれません。

表2 高齢者での体重減少の原因

Medications(eg. Digoxin, theophyl-line, SSRIs, antibiotics)	薬剤性
Emotional(eg, depression, anxiety)	うつ病・不安障害
Alcoholism, older adult abuse	アルコール依存，中毒
Late-life paranoia or bereavement	老年期妄想・死別
Swallowing problems	嚥下障害
Oral factors(tooth loss, xerostomia)	口腔内の問題(歯牙欠損，口腔乾燥)
Nosocomial infections(Tuberculosis, pneumonia)	院内感染(結核，肺炎)
Wandering and other dementia-related factors	徘徊・認知症関連
Hyperthyroidism, Hyeprcalcemia, Hypoadrenalism	甲状腺機能亢進，高 Ca，副腎機能低下
Enteral problems(eg, esophageal stricture, gluten enteropathy)	消化管の問題(食道狭窄，グルテン性腸症)
Eating problems	食事の問題
Low salt, Low Cholesterol and other therapeutic diets	治療食(減塩，低コレステロールなど)
Social isolation, Stones(chronic cho-lecystitis)	社会的孤立と結石(慢性胆嚢炎)

(UpToDate より．Graphic62358 Ver3.0 より作成)

3 鑑別診断を進める病歴聴取 ◀ ぼーっと聞いてちゃだめよ！

　疾患のキーワードを意識して聞くべき項目をよく考えて，攻める問診をしていきましょう！

体重減少で鑑別診断を進めるために聞かなきゃいけない病歴

• ダイエットしているわけではないですよね？

• 食欲はありますか？

• 食事は食べられますか？

• 何カ月で何 kg の体重減少がありますか？

• ズボンやスカートがゆるゆるですか？

• ベルトを止める穴の位置がいくつ，ずれましたか？

• 腹痛はありませんか？

• 下痢や便秘はありませんか？

- 吐血や下血，血便や黒色便はありますか？
- 便が細くなったりしていませんか？
- B型肝炎やC型肝炎と言われたことはありますか？
- 発熱はありますか？
- メンタルクリニックや心療内科，精神科医にかかっていますか？
- 最近，ストレスが多くてつらいことはありますか？
- 好きなことができなくなったりしていませんか？
- 職場環境や家庭環境に変化はありませんか？
- 自分でのボディイメージがあり，痩せ願望がありますか？
- 自分でのどに指を入れて嘔吐をすることを繰り返していませんか？
- 過去に手術したことはありますか？
- アルコールをたくさん飲んだ覚えはありますか？
- タバコは吸いますか？（1日何本，喫煙年数）
- 糖尿病はありますか？
- 甲状腺の病気はありますか？
- 動悸，息切れ，多汗，イライラなどの症状がありますか？
- 最近，血圧が高くなったと言われたことはありますか？
- 骨粗鬆症の薬を飲んでいませんか？
- 尿の量が多くなったと思いますか？
- コンドームを付けずに性交渉をしたことはありますか？
- 不特定多数の方と性交渉をしたことがありますか？
- 性風俗店での交遊歴はありますか？
- 同性との性交渉はありますか？（MSM）
- 肛門性交やオーラルセックスはありませんか？
- 過去に結核を患ったことがありますか？
- 周囲に結核の方はいますか？（高齢者の介護など）
- 脳梗塞，脳出血を起こしたことはありますか？
- 最近，ふるえがあったり，動作が緩慢になったり，転倒しやすくなったりしていませんか？
- 最近，物忘れがひどくなったりしていませんか？
- もともと，心臓，肺，腎臓などの病気がありますか？
- 1人暮らしですか？
- 買い物は自分でできますか？
- 食事の準備は自分でしますか？　宅配などがありますか？
- 普段の生活をサポートしてくれる方はいますか？

- 家族はサポートしてくれますか？
- 食べ物を飲み込むことは問題なくできますか？　むせたりしませんか？
- 咀嚼は問題ないですか？　入れ歯が合わないということはありませんか？
- 現在，飲んでいるお薬を教えてください(お薬手帳を見せてください)。
- 最近，飲み始めたお薬があれば教えてください。　など

病歴聴取の裏側 ➡ 発症メカニズムを意識する！

- ダイエットしているわけではない ▶ 意図しない体重減少であることを確認します。
- 食欲はありますか？ ▶ 食べたいという気持ちがあるか，空腹感を確認します。
- 食事は食べられますか？ ▶ 食べているのに体重が減るのかどうかを確認します。
- 何カ月で何 kg の体重減少がありますか？ ▶ 実際の減少程度を確認します。
- ズボン，スカート，ベルト ▶ 日常生活での患者さん自身のやせの実感を確認します。
- 腹痛 ▶ 消化管疾患，がん，炎症性疾患などを考えます。
- 下痢や便秘 ▶ 炎症性腸疾患や腸閉塞，高カルシウム血症の存在などを考えます。
- 吐血や下血，血便や黒色便 ▶ 消化管悪性腫瘍や消化性潰瘍，炎症性腸疾患を考えます。
- 便柱狭小化 ▶ 大腸がんを考えるあるあるキーワードです。
- B 型肝炎や C 型肝炎 ▶ 慢性肝炎，肝硬変，肝不全を考えます。
- 発熱 ▶ 炎症，悪性腫瘍，感染症，甲状腺・副腎疾患などを考えます。
- メンタルクリニックや心療内科，精神科医受診 ▶ うつや不安障害などを考えます。
- 最近，ストレスが多い，好きなことができない ▶ うつや不安障害，適応障害などを考えます。
- 職場環境や家庭環境の変化 ▶ うつ病のきっかけとなる患者背景を確認しましょう。
- ボディイメージ(痩せ願望) ▶ 神経性食思不振を考えます。
- 自分でのどに指を入れて嘔吐をすることを繰り返す ▶ 摂食障害・神経性食思不振などを考えます。
- 過去に手術 ▶ 狭窄や閉塞の可能性，悪性腫瘍の再発などを考えます。
- アルコール多飲 ▶ アルコール性肝硬変，慢性膵炎，アルコール依存などを考えます。
- タバコ ▶ 食道がん，肺がん，COPD のリスクであり確認しておくべきです。
- 糖尿病 ▶ 発症当初は体重が減少するので確認が必要です。
- 甲状腺の病気の既往，動悸，息切れ，多汗など ▶ 甲状腺機能亢進症を考えます。
- 最近，血圧が高くなった ▶ 褐色細胞腫を考えます。
- 骨粗鬆症のくすり ▶ 高カルシウム血症の可能性を考えて確認します。
- 尿の量が多くなった ▶ 高カルシウム血症の可能性を考えて確認します。

- **コンドームなし性交渉，不特定多数の方と性交渉，性風俗店での交遊歴，同性との性交渉（MSM）** ▶ HIV や B 型肝炎のリスクを評価します。
- **肛門性交やオーラルセックス** ▶ HIV，A 型肝炎，B 型肝炎，アメーバを考えます。
- **過去に結核を患われたことの有無，周囲に結核の方（高齢者の介護など）** ▶ 肺結核，肺外結核を考えます。（非定型抗酸菌症もいっしょに考えられるといいです）
- **脳梗塞，脳出血** ▶ 後遺症による摂食障害，脳血管性認知症を考えます。
- **最近，ふるえ，動作緩慢，転倒しやすい** ▶ パーキンソン病の可能性を考えます。
- **最近，物忘れがひどい** ▶ 認知症を考えます。
- **もともと，心臓，肺，腎臓などの病気** ▶ 心不全，COPD，腎不全などを考えます。
- **1 人暮らし，買い物，食事の準備** ▶ 高齢者での食事環境を確認します。
- **普段の生活をサポートしていただける方，家族のサポート** ▶ ネグレクト，虐待を一応，確認します。
- **食べ物を飲み込めるか，むせたりしないか？** ▶ 嚥下障害はないか？
- **咀嚼，入れ歯** ▶ 高齢者では聞いておくべきです。
- **現在，飲んでいるお薬を教えてください（お薬手帳を見せてください）** ▶ 体重減少につながる可能性がある薬を飲んでいるかどうか確認します。

Data Book

がんがやはり多いのですが，消化器疾患やうつ病も，そこそこあります（図1）。

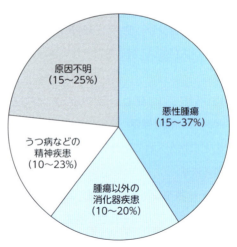

図 1 体重減少の主要な症候頻度

（内田吉保ほか：体重減少の原因は？ medicina 56：404-407，2019 より作成）

4 鑑別診断を進める身体所見

　体重減少は鑑別診断から考えてもがんが多いので，それぞれの臓器のがんの特異的所見をみていくことが重要だとは思うのですが，身体所見でわかる場合とわからない場合があることも事実であり，いかに自分のルーチンワークの中で評価をしていくかが問われると思います。

- まずは身長と体重を診察前に測定しましょう。
- バイタルサインをチェックして，頻脈はないか，SpO_2の低下はないか確認しましょう。
- 全身のぱっと見で痩せているかどうかをみて，悪液質や脱水，神経性食思不振を確認しましょう。
- 運転免許証を持っていたら見せてもらいましょう（≒「Wallet biopsy」は支払い可能かどうかをみますが，免許証の顔写真と今のお顔を見比べるのは有用かも？です）。
- 表情などをみて，敗血症などの感染症やうつっぽさも見極める能力は実は大切です。
- 発汗や多汗，汗ばんでいないかをみて，甲状腺機能などを評価しましょう。
- 眼瞼結膜に貧血があるかをチェックして，消化管出血や悪性腫瘍の評価をしましょう。
- 眼球結膜に黄疸があるかをチェックして，肝不全などの評価をしましょう。
- 眼球突出があるかをチェックして，バセドウ病の可能性をしましょう。
- 口の中をみて，口腔内乾燥や齲歯，義歯の状況をみましょう。
- 頸部リンパ節，腋窩リンパ節，Virchow リンパ節の評価をしましょう。
- 甲状腺腫大，結節，圧痛をチェックして，甲状腺機能亢進症を評価しましょう。
- 心音をチェックして，心雑音や頻脈，そして，IE や心不全の評価をしましょう。
- 呼吸音をチェックして，COPD，肺炎，肺結核の評価をしましょう。
- 胸部打診で左右差を確認して胸水の貯留などを評価しましょう。
- 腹部の視診，聴診，触診，打診を通して，様々な疾患・病態を評価しましょう。
- 腹水貯留などもチェックして，肝硬変や肝不全を評価しましょう。
- 四肢の筋固縮などをチェックしてパーキンソン病の評価をしましょう。
- 四肢の浮腫をチェックして，低アルブミンの状況なども評価しましょう。
- 直腸診を行って，消化管出血の評価をしましょう。
- 脱毛や恥毛欠落などもチェックして，副腎不全の評価などもしましょう。
- アルコール依存症を疑う患者にはセルフチェック（CAGE）を行いましょう。
- 認知症を疑う患者さんには長谷川式簡易知能評価スケール（HDS-R）を行いま

しょう。

- うつ病を疑う患者では，SDS や CES-D の自己評価スケールを行いましょう。

5 確定診断にむけてのキレキレ検査の組み立て

体重減少は様々な病態があるので，ルーチン検査は確立できませんが，逆に言うと，検査前確率が高ければ，どんどん調べていくしかないかもしれません。

- 血液検査(WBC，RBC，Hb，Ht，Plt) ▶ 炎症所見，貧血のチェック，腫瘍由来の DIC や汎血球減少のチェックに使用します。好酸球で副腎不全のチェックもしましょう。
- TP，アルブミン ▶ 低栄養状態の評価をします。
- AST，ALT ▶ 肝機能の評価をします。
- LDH ▶ 悪性腫瘍の評価に役立つ場合もあります。
- 膵酵素(Amylase，Lipase) ▶ 慢性膵炎の評価をします。
- BUN, Cr ▶ 腎機能の評価，脱水の評価をします。消化管出血の評価にも使います。
- Na，K，Cl ▶ 電解質一般ですが，低ナトリウムの評価が重要です。
- Ca ▶ 高カルシウム血症は，悪性腫瘍の評価にも副腎不全の評価にも有用です。
- HbA1c ▶ 糖尿病のチェック
- CRP ▶ 炎症，腫瘍で上がるので，CRP だけでの鑑別は難しい。
- TSH，fT_3，fT_4 ▶ 甲状腺機能の評価を行い異常があれば，さらなる精査をしましょう。
- 尿検査 ▶ 血尿と白血球尿を評価する。沈渣をみて尿路感染なら培養検体も提出する。
- 血液培養2セット ▶ 感染症評価の基本中の基本ですね。
- 胸部単純X線写真 ▶ 心不全，肺炎，肺結核，COPD，胸水貯留のチェックをしましょう。正確な評価のために，基本は立位での撮影です。

ここまでが初期評価，スクリーニング評価と言えるかもしれません。さらに疑いがある場合には，下記の検査を追加していきましょう。

- T-SPOT ▶ 結核の可能性があると思われるときにはツベルクリン反応と合わせて考えていきましょう。
- コルチゾール，ACTH ▶ 副腎不全を疑うときにあらためて早朝検査しましょう。
- HBsAg，HBsAb，HBcAb ▶ B型肝炎の評価をしましょう。
- HIV 抗体 ▶ その可能性があるならば施行しましょう。
- 痰培養，抗酸菌検査 ▶ 必要に応じて調べましょう。もちろん，やるからには非定型抗酸菌症の評価もしましょう。
- 腹部US ▶ 胆石，慢性胆嚢炎，慢性膵炎，肝腫瘍，胆嚢がん，膵がん，腎がん，前

立腺がんなどの評価をしましょう。ルーチンワークと言っていいかもしれません。

- 頭部 CT，脳 MRI ▶ 脳出血，脳梗塞などを評価しましょう。

- 胸部 CT ▶ 肺がん，肺結核，肺炎，COPD，胸水・心嚢水貯留の評価をしましょう。

- 腹部骨盤部 CT ▶ 消化管系のがん，肝胆膵のがん，腎臓がん，副腎腫大，脾腫，慢性胆嚢炎，慢性膵炎などなど，疑っている病気を見逃さないようにしましょう。

- 乳がん，子宮がん，卵巣がんは，CT などで読み取れるところは読み取って，乳腺外科や婦人科の先生方に評価を依頼しましょう。

- 腫瘍マーカーの検査を乱発するのはやめましょう。

Data Book

表3 非自発性体重減少の入院患者における悪性腫瘍診断の検査（n＝200）

検査 (95% CI)	がんあり， がんなし	感度%	特異度%	陽性 的中率%	陰性 的中率%	陽性尤度比	陰性尤度比
血算異常*	78，54	80 (73〜88)	47 (38〜57)	59 (51〜67)	72 (61〜83)	1.5 (1.3〜1.9)	0.4 (0.3〜0.6)
アルブミン<3.5 g/dL	67，34	69 (60〜78)	67 (58〜76)	66 (57〜76)	70 (61〜79)	2.1 (1.5〜2.8)	0.4 (0.3〜0.6)
肝酵素上昇**	62，26	64 (54〜73)	75 (66〜83)	71 (61〜80)	69 (70〜77)	2.5 (1.7〜3.6)	0.5 (0.3〜0.7)
LDH>500 U/L	39，8	40 (30〜50)	92 (87〜97)	83 (72〜94)	62 (54〜70)	5.2 (3〜11)	0.6 (0.5〜0.8)
上記のいずれかの 異常	92，67	95 (91〜99)	35 (26〜44)	58 (50〜66)	88 (79〜98)	1.5 (0.9〜1.2)	0.2 (0.1〜0.4)

*Hb<11 g/dL（女性），Hb<13 g/dL（男性），赤沈>40 mm/h，WBC>12,000/μL
**AST，ALT>50 U/L，ALP>300 U/L，γ-GTP>50 U/L
（仲里信彦：体重減少．JIM 23：555-558，2013 より作成）

　ということは……血算，アルブミン，肝酵素，LDH が全部正常なら，悪性腫瘍は除外しても良さそうな感じですね（**表3**）。

---

6 体重減少あるある症例

　消化器あるあるとして，体重減少ではきわめて common な疾患です。

症例	76 歳，男性
主　訴	体重減少・食思不振
現病歴	2〜3 カ月前から食思不振あり，あまり食べていなかった。もとも

	とはお酒が好きで，食事は食べなくてもお酒は飲んでいたが，今月に入ってからはお酒もまったく飲まなくなった。家族が病院で調べようと言うも，本人の希望で経過をみていた。2 週間前くらいから，本当に何も食べられなくなり，徐々に歩行も困難になってきていた。今日は，腹痛の訴えもすこしあったため，限界だと考えて家族が 119 番通報し，当院へ救急搬送となった
既往歴	糖尿病あり・高血圧，脂質異常症なし 関節リウマチあり
内服薬	不明
アレルギー	なし
職業・社会歴	元会社員，現在は定年退職後で無職
嗜好歴	タバコ：なし，アルコール：なし
身体所見	BP：118/61 mmHg, HR：86/min, SpO$_2$：97%（room air），RR：14/min，BT：36.5℃ 貧血：なし，黄疸：なし，頸部 LN：なし，咽頭発赤：なし，心音：雑音なし・整，呼吸音：wheeze・crackle なし 腹部：やや膨満，下腹部全体に圧痛あり，筋性防御なし，反跳痛なし，Murphy 徴候（−），McBurney 圧痛点（−），Lanz 圧痛点（−） CVA：−/−
血液検査・血算	WBC：7,700/μL, Lymph：22.5%，Mono：12.8%，Neut：59.4%，Eosino：2.8%，Baso：2.5%，RBC：411×10^4/mm^3, Hb：13.7 g/dL，Hct：38.4%，MCV：93.4 fl, MCH：33.3 Pg，MCHC：35.7 g/dL，Plt：21.8×10^4/μL
血液検査・生化学	TP：5.48 g/dL, Alb：1.92 g/dL, CK：319 U/L, AST：62 U/L，ALT：16 U/L，LDH：959 U/L，ALP：492 U/L，γGTP：53 U/L，Amy：58 U/L，Cr：0.77 mg/dL，BUN：18.2 mg/dL，BG：176 mg/dL，Na：133 mmol/L，K：4.6 mmol/L，Cl：100 mmol/L，T−Bil：0.48 mg/dL，CRP：13.19 mg/dL

尿検査	尿検査施行できず
便検査	便潜血陽性
アセスメント	まったく食事がとれないというのは，相当ですね。好きなお酒が飲めないのも切ないところです。

■：異常高値，■：異常低値

この症例を見て……

検査結果あるある
貧血はありそうでなさそうで，でも食べていないから蛋白やアルブミンが低いですね。CRP は高いけど，単独での鑑別は難しいです。

診断推論あるある
食欲がない，食べられない，体重が減っていることに LDH，CRP を絡めれば，やはり，悪性腫瘍なのだろうと思います。でも，どこなんでしょうね？

診断へのアプローチ
胸部単純 X 線撮影（図 2），心電図（図 3），US，CT 撮影（図 4～6）がルーチンですね。

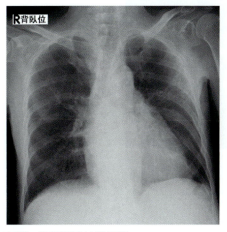

図 2　胸部単純 X 線撮影

ひとまず，大きな肺がんはなさそう。

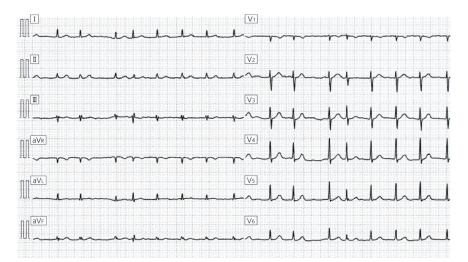

図3 心電図

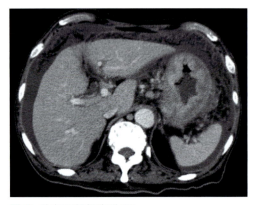

図4 腹部骨盤部造影CT

胃壁が肥厚していますね。

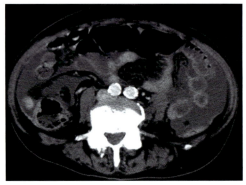

図5 腹部骨盤部造影CT

腹水がたまっていますね。
MPRも見てみましょう。

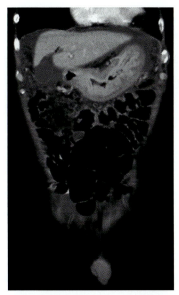

図6 腹部骨盤部造影CT（MPR）

　腸内はガスだらけですね。

　これは，とても良くない感じです。残念ですが，最終診断には胃カメラ（図7）が必要です。

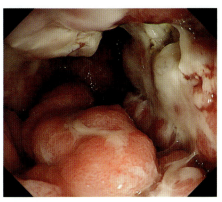

図7 胃カメラ

　全周性にがんがあります。これはスキルス胃がんの疑いですね。

　組織診断も最終的にpor2で，腹膜播種もありでした。

▼▼▼▼▼▼▼ あるある診断

　診断は，**胃がん，がん性腹膜炎**でした。

　消化器内科では，実際のところ，一番つらいパターンですが，体重減少としてはきわめてあるあるの状況です。

7 想定範囲を超えた（?）プチヤバ症例

体重減少で受診された患者さんですが，ちょっと手がかりが少ない状況で対応がちょっとヤバヤバだった症例を提示します。

症例 54歳，女性

主　訴	体重減少，ふらつき，だるさ
現病歴	1カ月前くらいから，頭痛や関節の痛みなどを自覚したが，良くなったり悪くなったりで，医療機関は受診しなかった。1週間前くらいから力が入りにくい感じもあり，なんとなく，ふらつきやだるさを自覚していた。今月に入って，なんだか急に痩せてきて，1カ月以内で2kgも体重が急に減ったため，本日，受診となった。 過去にリウマチに関しては調べたことがあるが，検査結果などは陰性であった（母親が関節リウマチ）。 食欲は低下していない。食事は普通に食べている。偏食もない。 紹介状には関節痛と微熱からリウマチを疑っているので，精査してほしいと書かれていた。
既往歴	糖尿病・高血圧・脂質異常症なし テニス肘あり
内服薬	ロキソニン
アレルギー	なし
職業・ 社会歴	ADL：full
嗜好歴	タバコ：なし never smoker，アルコール：なし
身体所見	BP：118/64 mmHg，HR：111/min，SpO_2：96%（room air），RR：14/min，BT：36.8℃，意識清明 貧血：なし，黄疸：なし，眼球突出：なし，咽頭発赤：なし，扁桃腫大：なし 口腔内粘膜障害：なし 頸部 LN なし，甲状腺は軽度腫大・圧痛あり，後脛部は汗ばんでいる

	頸静脈怒張なし，心音：雑音なし・整，呼吸音：wheeze・crackle なし 腹部：平坦かつ軟，圧痛なし，筋性防御なし，反跳痛なし，CVA：－/－ 手・肘・肩・膝・足関節に腫脹・熱感・発赤なし
血液検査・血算	WBC：4,200/μL，Lymph：37.3%，Mono：7.3%，Neut：51.0%，Eosino：4.2%，Baso：0.2%，RBC：441×10⁴/mm³，Hb：13.4 g/dL，Hct：39.3%，MCV：89.1 fl，MCH：30.4 Pg，MCHC：34.1 g/dl，Plt：23.7×10⁴/μL
血液検査・生化学	TP：6.4 g/dL，Alb：3.66 g/dL，CK：51 U/L，AST：55 U/L，ALT：101 U/L，LDH：221 U/L，ALP：153 U/L，γGTP：41 U/L，Amy：66 U/L，Cr：0.53 mg/dL，BUN：17.1 mg/dL，BG：103 mg/dL，Na：140 mmol/L，K：4.1 mmol/L，Cl：110 mmol/L，T-Bil：0.63 mg/dL，CRP：0.1 mg/dL
尿検査	潜血（－），蛋白（－），糖（－），ケトン体（－），白血球定性（－），亜硝酸塩（－）
便検査	施行せず
アセスメント	少なくとも関節リウマチという感じではない。

■：異常高値，■：異常低値

この症例を見て……

あるあると思いきやあれあれ？検査結果の第一印象

特別な結果は何もないですね。ふらつきやだるさもあるので，貧血くらいはあるかもしれないと思ったけど，わずかな肝機能の異常くらいしかない。脂肪肝はあるのかも。

キレキレ結果解釈

でも，甲状腺に圧痛があったり，後頸部が汗ばんでいるなど気になる症状があるので，これはこの段階の検査では何も診断に寄与しないということか……

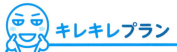

キレキレプラン

年齢的に，まだ，がんはなさそうだし，食事は食べられているようなので，食欲がある体重減少の筆頭格をズバッと攻めていくことにしよう。

表4 甲状腺機能検査

TSH(μIU/mL)	0.01	L
fT₄(ng/dL)	18.05	H
fT₃(pg/mL)	4.89	H
サイログロブリン(ng/mL)	41.6	H
抗甲状腺ペルオキシダーゼ抗体(IU/mL)	274	H
抗サイログロブリン抗体(IU/mL)	81	H
TSHレセプター抗体(第Ⅲ世代)(IU/L)	3.7	H

まさしく！　甲状腺機能亢進症による体重減少でした（**表4**）。

── 体重減少　プチヤバ診断

診断は，Basedow病でした。消化器あるあるで考えていると診断はつきませんが，やはり，ストライクゾーンを幅広く持って，内分泌の領域も考え，甲状腺を触ったところから診断ができた症例だと思います。眼球突出は10～30％でしか認められないので，なくてもBasedow病の可能性はあります。

── プチヤバ症例からのあるある教訓！

全身診察は，基本中の基本！　消化器あるあるを追い求めているとしても，やはり，鑑別診断を確実に押さえていきましょう。

8 まとめ

体重減少は，本当にがんが怖いです。見落としがあるとこちらの体重が減る思いがします。でも，考え方として，まずは，①食欲があるのかないのか？　②食べられるのか食べられないのか？　③消化器症状があるのかないのか？　この3ステップを考えていくと鑑別診断の絞り込みができそうです。

コラム あるある！臨床現場

　痩せてくると誰しもズボンやスカートがゆるゆるです。ほら，こんなに隙間があるでしょ，全部，また買いなおさなきゃという話になります。一般的に体重が1 kg減ると腹囲が1 cm減ると言われ，ベルトの穴は約2 cm間隔なので，2 kg痩せるとベルトの穴の位置が1つ，ずれるそうです。こうした生活密着型の病歴聴取もあるあるだと思います。

コラム あるある！臨床現場

　高齢者からの体重減少を主訴とした紹介状を，月に1～2回受け取ることがあります。多くの方は，食べているのに痩せていくのが心配だと言われます。しかし，実際には，1人暮らしであったり，夫や妻の死別があったりして，いままでと生活環境が違うことも多く，それが課題だと思うことが多いです。無論，かなりの可能性を考えて，病歴聴取をしているから想像できるのであって，病気や臓器ばかりを考えていたら，一向に解決には進みません。日本は世界最速で高齢化が進んでおり，車の逆走・暴走なども課題ですが，生活が思うように立ち行かないことも実はすごく問題だと思います。貧困や飢餓といった発展途上国が抱える課題とはすこし趣を異にしますが，高齢者が健康で過ごせる世の中をつくることは高齢者への大切な処方箋なのかもしれません。

索 引

和文索引

あ
悪性腫瘍　69
アスピリン　147
アニサキス　3, 9
アルコール　16, 43, 69, 80, 118, 133, 147, 162, 179
アルコール性肝硬変　140

い
胃がん　130, 187
胃酸　119
胃十二指腸潰瘍　147
胃静脈瘤破裂　140
異所性妊娠　64
痛みが持続的　2, 43
痛みに波　16, 30, 43, 56
イチゴゼリー状の便　56
イレウス　78

う
うつ　179

え
エキノコックス　16
嚥下障害　180

お
黄疸　120, 160
嘔吐　43, 66, 69, 80
オーラルセックス　16, 30, 56, 180
悪寒戦慄　119
悪心　66

か
海外旅行　30, 56, 69, 92
かかと落とし試験　32
ガス異常産生　147
過敏性腸症候群　56, 147
がん　147, 175
肝炎　162
肝吸虫　163
間欠痛　2

肝硬変　133, 147
カンジダ食道炎　88
がん性腹膜炎　187
完全静脈栄養　163
肝膿瘍　128
カンピロバクター　16, 30, 43, 56

き
気胸　43
器具を使った自慰　30, 56
器質性便秘　104
喫煙歴　43, 69
機能性ディスペプシア　147
機能性便秘　104
虐待　180
逆流性食道炎　80, 85
急性A型肝炎　69, 162
急性B型肝炎　173
急性細菌性腸炎　98
急性胆嚢炎　22
胸痛　69, 118
胸痛のサイズ　81
胸部不快感　79, 118, 133
胸膜炎　43
巨赤芽球性貧血　163

け
劇症1型糖尿病・糖尿病性ケトアシドーシス　77
下血　92, 106, 131, 179
結核　30, 119, 147, 180
結核性腹膜炎　157
月経時の性交渉　30, 56
血尿　69
げっぷ　147
血便　92, 106, 179
下痢　90, 92, 179
下痢の色　92

こ
高カルシウム血症　129
甲状腺機能亢進症　119, 163

甲状腺機能低下症　106

甲状腺疾患　119, 147, 179

肛門性交　16, 30, 56, 180

呼吸困難感　119

黒色便　3, 68, 80, 131, 179

コレラ　56, 103

さ

サルモネラ　16, 30, 43, 56

し

痔　106, 133

弛緩性便秘　106

子宮外妊娠　64

自殺企図　69

重症鉄欠乏性貧血　163

手術歴　69

消化管運動障害　147

症候性便秘　104, 106

上腸間膜動脈塞栓症　52

食道破裂　3

食物恐怖　130

食欲不振　119, 130, 179

白い便　118

心窩部痛　1, 147

神経性食思不振症　106, 119, 179

人工甘味料　92

腎梗塞　48

心疾患の既往　69

心不全　147, 162

心房細動　17, 43, 56

す

膵がん　12

睡眠障害　119

頭重感　118

頭痛　69, 118

ステロイド　133

ストレス　3, 16, 30, 43, 56, 69, 80, 106, 132

せ

性交渉　180

性風俗　16, 30, 56, 69, 119

赤痢　56

摂食障害　179

全身性エリテマトーデス（SLE）　92

そ

総胆管結石　3, 169

た

ダイエット　179

体質性黄疸　174

体重減少　17, 30, 56, 118, 175, 191

大腸がん　124

大腸憩室炎　57, 147

大動脈腸管瘻　133, 143

タバコ　80, 179

胆管狭窄　163

胆石　3, 16, 147, 163

ち

中心性肥満　119

虫垂炎　3, 28, 30, 32, 36

腸金属音　120

腸結核　133

腸チフス　102

腸閉塞　43, 78

直腸診　106, 134

直腸性便秘　106

て

低血圧　120

転移性肝がん破裂　26

伝染性単核球症　53

と

糖尿病　16, 69, 77, 119, 147, 179

特発性細菌性腹膜炎　153

吐血　3, 131, 179

登山　69

突然発症の腹痛　2, 16, 30, 43, 56

な

鉛中毒　163

難聴　69

に

尿量　119

妊娠　30, 43, 56, 69, 119, 147, 162

認知症　119, 180

ね

ネグレクト　180

の

脳梗塞　180

脳出血　180

193

嚢胞　147

は
パーキンソン病　180
肺炎　43
敗血症性ショック　128
排尿時痛　69, 119
発熱　92, 119, 179

ひ
脾梗塞　48
左下腹部痛　54
左上腹部痛　41
ヒトヘモグロビン検査　135
脾破裂　53
ピロリ菌　80, 89, 132

ふ
不安障害　179
腹腔鏡手術　147
副腎機能異常　147
腹水　133
腹直筋血種　65
腹痛　69, 92, 118, 132, 162
腹部手術歴　92, 106, 118
腹部膨満　145, 158
腹部膨満の 6F　145
腹膜炎　61
浮腫　120
ブリストル便スケール　115
プロトンポンプ阻害薬　92
糞便性腸閉塞　114

へ
ベーチェット病　133
便柱狭小化　179
便柱の狭小化　106
便培養　94
便秘　92, 104, 110, 179

ほ
暴飲暴食　16, 43, 69, 80, 133
放射線照射　92
放射線治療　80, 133

ま
慢性心房細動　48
慢性膵炎　147
満腹　130

み
右下腹部痛　28
右上腹部痛　14
ミネラルウォーター　92
耳鳴り　69

む
胸やけ　79, 118, 133

め
目の痛み　69
めまい　69
メンタル　69

や
薬剤性肝障害　162
薬剤性便秘　105

ゆ
癒着性腸閉塞　74

よ
溶血性貧血　163

ら
楽になる姿勢　43

り
旅行者下痢症　56

れ
レジオネラ肺炎　101

ろ
労作中に起こった痛み　43

欧文索引

A
A 型肝炎　16, 69, 162

B
Basedow 病　190
B 型肝炎　118, 133, 162, 173, 179

C
CD トキシン検査　94
Child-Pugh 分類　140
CIPO　158
Clostridium difficile 感染症　92, 94
Cullen sign　4
Cushing 症候群　129
Cushing 病　129

CVA 叩打痛　119

C 型肝炎　118, 133, 162, 179

D

DIC　128

DKA　78

F

FAST　5

Fitz-Hugh-Curtis 症候群　27

G

GASTROENTERITIS　66

GERDPPI　176

Glasgow Blatchford score　135

Grey Turner sign　4

L

Lanz 圧痛点　31

Levine sign　81

M

McBurney の圧痛点　4, 30

Meals on Wheels　176

Medusa の頭　134

MSM　119

Murphy 徴候　4, 17, 119

N

NASH　162

NOMI　39

NSAIDs　3, 43, 133, 147

O

Obturator 徴候　32

P

Psoas 徴候　31

R

Rockall score　136, 144

Rovsing 徴候　31

S

SAAG　149

SCOFF 質問表　120

SIBO　158

V

vascular spider　134

W

Wilson 病　162

横江正道(よこえ まさみち)
名古屋第二赤十字病院　第二総合内科部長

平成 8 年4月	名古屋第二赤十字病院	研修医
平成10年4月	名古屋第二赤十字病院	救急部
平成11年8月	名古屋第二赤十字病院	消化器科
平成14年4月	名古屋市立東部医療センター東市民病院	消化器内科
平成16年4月	名古屋第二赤十字病院	救急部
平成18年1月	名古屋第二赤十字病院	総合内科
平成20年4月	名古屋第二赤十字病院	総合内科　副部長
平成25年4月	名古屋第二赤十字病院	第二総合内科部長・臨床研修部長

発症メカニズムから考える消化器診療

あるある症状にキレキレの対応をしよう！

定価(本体 4,200 円 + 税)
2019 年 12 月 10 日　第 1 版

著　者　横江正道
発行者　梅澤俊彦
発行所　日本医事新報社　www.jmedj.co.jp
　　　　〒101-8718　東京都千代田区神田駿河台 2-9
　　　　電話(販売)03-3292-1555　　(編集)03-3292-1557
　　　　振替口座　00100-3-25171
印　刷　三報社印刷株式会社

© Masamichi Yokoe 2019 Printed in Japan
ISBN978-4-7849-5732-3　C3047　¥4200E

・本書の複製権・翻訳権・上映権・譲渡権・公衆送信権(送信可能化権を含む)は(株)日本医事新報社が保有します。

JCOPY〈(社)出版者著作権管理機構 委託出版物〉
本書の無断複写は著作権法上での例外を除き禁じられています。複写される場合は，そのつど事前に，(社)出版者著作権管理機構(電話 03-5244-5088, FAX 03-5244-5089, e-mail : info@jcopy.or.jp)の許諾を得てください。

電子版のご利用方法

巻末の袋とじに記載されたシリアルナンバーで，本書の電子版を利用することができます。

手順①：日本医事新報社Webサイトにて会員登録（無料）をお願い致します。
（既に会員登録をしている方は手順②へ）

日本医事新報社Webサイトの「Web医事新報かんたん登録ガイド」でより詳細な手順をご覧頂けます。
www.jmedj.co.jp/files/news/20180702_guide.pdf

手順②：登録後「マイページ」に移動してください。
www.jmedj.co.jp/mypage/

「マイページ」
▼
マイページ中段の「電子コンテンツ」より
電子版を利用したい書籍を選び，
右にある「SN登録・確認」ボタン（赤いボタン）をクリック

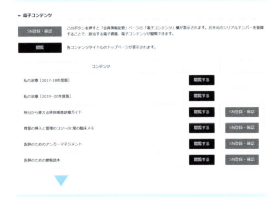

表示された「電子コンテンツ」欄の該当する書名の
右枠にシリアルナンバーを入力

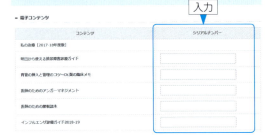

下部の「確認画面へ」をクリック
▼
「変更する」をクリック

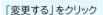

会員登録（無料）の手順

1 日本医事新報社Webサイト（www.jmedj.co.jp）右上の「会員登録」をクリックしてください。

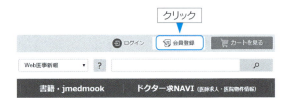

2 サイト利用規約をご確認の上（1）「同意する」にチェックを入れ，（2）「会員登録する」をクリックしてください。

3 （1）ご登録用のメールアドレスを入力し，（2）「送信」をクリックしてください。登録したメールアドレスに確認メールが届きます。

4 確認メールに示されたURL（Webサイトのアドレス）をクリックしてください。

5 会員本登録の画面が開きますので，新規の方は一番下の「会員登録」をクリックしてください。

6 会員情報入力の画面が開きますので，（1）必要事項を入力し（2）「（サイト利用規約に）同意する」にチェックを入れ，（3）「確認画面へ」をクリックしてください。

7 会員情報確認の画面で入力した情報に誤りがないかご確認の上，「登録する」をクリックしてください。